FISIOTERAPIA NAS DOENÇAS REUMÁTICAS

FISIOTERAPIA NAS DOENÇAS REUMÁTICAS

AVALIAÇÃO E INTERVENÇÃO

Coordenadora

Amélia Pasqual Marques

manole
editora

Editora: Cristiana Gonzaga S. Corrêa
Projeto gráfico: Departamento Editorial da Editora Manole
Diagramação: Elisabeth Miyuki Fucuda
Ilustrações: Eduardo Borges
Capa: Iuri Guião

CIP-BRASIL. CATALOGAÇÃO NA PUBLICAÇÃO
SINDICATO NACIONAL DOS EDITORES DE LIVROS, RJ

C962f

Marques, Amélia Pasqual
Fisioterapia nas doenças reumáticas / Marques, Amélia Pasqual. - 1. ed. - Barueri [SP] : Manole, 2023.

Inclui bibliografia
ISBN 9786555769036

1. Reumatologia. 2. Reumatismo - Fisioterapia. I. Januário, Priscila de Oliveira. II. Casarotto, Raquel Aparecida. III. Título.

23-82860 CDD: 616.723
CDU: 616.72-002.77:615.8

Meri Gleice Rodrigues de Souza - Bibliotecária - CRB-7/6439

Edição – 2023

Editora Manole Ltda.
Alameda América, 876
Tamboré – Santana de Parnaíba – SP – Brasil
CEP: 06543-315
Fone: (11) 4196-6000
www.manole.com.br | https://atendimento.manole.com.br/

Impresso no Brasil
Printed in Brazil

Coordenadora

Amélia Pasqual Marques
Livre-docente pela Faculdade de Medicina da Universidade de São Paulo (FMUSP).
Professora Associada do Departamento de Fisioterapia, Fonoaudiologia e Terapia Ocupacional da FMUSP.

Autores

Adriana de Sousa do Espírito Santo
Supervisora de Estágio do Curso de Fisioterapia da Faculdade de Medicina da Universidade de São Paulo (FMUSP). Graduada em Fisioterapia pela FMUSP. Mestre em Ciências da Reabilitação pela FMUSP.

Amélia Pasqual Marques
Livre-docente pela Faculdade de Medicina da Universidade de São Paulo (FMUSP). Professora Associada do Departamento de Fisioterapia, Fonoaudiologia e Terapia Ocupacional da FMUSP.

Ariela Torres Cruz
Doutoranda em Ciências da Reabilitação pela Faculdade de Medicina da Universidade de São Paulo (FMUSP).

Felipe Cayres Nogueira da Rocha Loures
Médico Reumatologista com Residência em Clínica Médica e Reumatologia pela Universidade Estadual de Maringá (UEM). Título de Especialista em Reumatologia pela Sociedade Brasileira de Reumatologia (SBR/AMB). Mestrando em Biociências e Fisiopatologia da UEM. Docente do Curso de Medicina do UniCesumar e Preceptor de Ligas Acadêmicas de Reumatologia. Membro da Comissão de Mídias e Dor da Sociedade Brasileira de Reumatologia Biênio 2022-2024.

Gabriel Peixoto Leão Almeida
Título de Fisioterapeuta Esportivo pela Sociedade Nacional de Fisioterapia Esportiva (SONAFE)/Conselho Federal de Fisioterapia Terapia Ocupacional (COFFITO). Especialista em Fisioterapia no Esporte pelo Centro de Traumatologia do Esporte (CETE)/Universidade Federal de São Paulo (UNIFESP). Mestre e Doutor em

Ciências da Reabilitação pela Universidade de São Paulo (USP). Professor Adjunto do Departamento de Fisioterapia da Universidade Federal do Ceará (UFC). Líder do Grupo de Pesquisa em Joelho e Esporte (CNPq/UFC).

Ingred Merllin Batista de Souza
Fisioterapeuta pela Universidade Federal do Amazonas (UFAM) – *Campus* Coari. Pós-graduada em Gerontologia e Saúde Mental pela Universidade Cândido Mendes. Mestre e Doutoranda em Ciências da Reabilitação pela Faculdade de Medicina da Universidade de São Paulo (FMUSP). Membro do Grupo de Pesquisa Fisioterapia e Pesquisa Clínica. Conselheira Titular de Pós-Graduação da USP.

Lia Mara Wibelinger
Fisioterapeuta. Especialista em Saúde Pública. Doutora e Mestre em Gerontologia Biomédica. Estágio Pós-doutoral em Gerontologia.

Lilian Regiani Merini
Mestre em Imunologia Básica e Aplicada pela Universidade Federal do Amazonas (UFAM). Professora Adjunta III em Fisioterapia Aplicada em Reumatologia – Colegiado de Fisioterapia – pela Faculdade de Educação Física e Fisioterapia (FEFF) da UFAM. Doutora em Atividade Física e Saúde pela Faculdade de Ciências do Desporto e Educação Física da Universidade de Coimbra (FCDEF-UC), Portugal.

Mariana Arias Avila
Fisioterapeuta. Mestre e Doutora pela Universidade Federal de São Carlos (UFSCar). Especialista em Docência e Novas Metodologias pelo Centro Universitário Central Paulista (UNICEP). Docente do Programa de Pós-Graduação em Fisioterapia e Professora Adjunta do Departamento de Fisioterapia da UFSCar. Líder do Grupo de Pesquisa "Dor: Avaliação e Tratamento Fisioterapêutico" (CNPq) e do Núcleo de Estudos em Dor Crônica (NEDoC) da UFSCar. Editora de Área do *Brazilian Journal of Pain* e da *Revista Fisioterapia & Pesquisa.*

Mateus Dias Antunes
Fisioterapeuta. Mestre em Promoção da Saúde e Doutorando em Ciências da Reabilitação pela Faculdade de Medicina da Universidade de São Paulo (FMUSP) com período sanduíche na Universidad de Salamanca, Espanha. Pesquisador Colaborador do Laboratório de Fisioterapia e Pesquisa Clínica (USP) e do Grupo de Pesquisa em Promoção da Saúde no Envelhecimento (UniCesumar). Pesquisador Visitante da Equipo de Investigación en Neurorrehabilitación (NeuroUsal) en la Universidad de Salamanca.

Priscila de Oliveira Januário
Mestre em Bioengenharia pela Universidade do Vale do Paraíba (Univap). Doutoranda em Ciências da Reabilitação pela Faculdade de Medicina da Universidade de São Paulo (FMUSP).

Raquel Aparecida Casarotto
Professora Associada do Curso de Fisioterapia da Universidade de São Paulo (USP). Graduada em Fisioterapia pela USP. Mestre em Ciências Morfofuncionais pelo Departamento de Anatomia do Instituto de Ciências Biomédicas (ICB) da USP. Doutora em Reabilitação pelo Departamento de Ortopedia da Universidade Federal de São Paulo (Unifesp). Livre-docente da FMUSP.

Thomaz Nogueira Burke
Mestre em Ciências da Reabilitação e Doutor em Fisiopatologia Experimental pela Universidade de São Paulo (USP). Pós- doutorado pela Griffith University, Austrália. Professor e Coordenador do Programa de Pós-Graduação em Ciências do Movimento (PPGCMov) da Universidade Federal de Mato Grosso do Sul (UFMS).

Vinícius Cunha Oliveira
Graduado em Fisioterapia pela Pontifícia Universidade Católica de Minas Gerais (PUC-MG) e em Educação Física pela Universidade Federal de Minas Gerais (UFMG). Especialista em Fisioterapia Esportiva com ênfase em Terapia Manual pela PUC-MG. Mestre em Ciências da Reabilitação pela UFMG. Doutor em Fisioterapia pela University of Sydney, Austrália. Professor Adjunto do Departamento de Fisioterapia da Universidade Federal dos Vales do Jequitinhonha e Mucuri (UFVJM). Coordenador e Docente do Programa de Pós-Graduação em Reabilitação e Desempenho Funcional (PPGReab) da UFVJM.

Sumário

Apresentação

Fisioterapia nas doenças reumáticas: avaliação e intervenção é fruto do trabalho de treze fisioterapeutas que se propuseram a escrever uma obra voltada para profissionais da área da saúde, fisioterapeutas, graduandos em Fisioterapia e pacientes com alguma doença reumática.

O grupo de pesquisa do meu laboratório há algum tempo sinalizava a possibilidade da produção de um livro que, inicialmente, abordaria apenas uma doença reumática; porém, após muitas conversas, achamos que seria mais interessante abordar as doenças reumáticas mais prevalentes.

Didático e de fácil leitura e compreensão, é composto por oito capítulos com estrutura semelhante e que descrevem o que é a doença, os instrumentos de avaliação e as intervenções mais recomendadas com base na literatura científica. Além disso, para que o leitor se aproxime ainda mais da prática, ao final de cada capítulo é apresentado um caso clínico.

Os oito capítulos mostram o produto dessa parceria. O Capítulo 1 faz uma introdução ao tema das doenças reumáticas; o Capítulo 2 aborda a fisioterapia na osteoartrite; o Capítulo 3, a fisioterapia na artrite reumatoide e na artrite idiopática juvenil; o Capítulo 4, a fisioterapia na espondilite anquilosante; o Capítulo 5, a fisioterapia no lúpus eritematoso sistêmico; o Capítulo 6, o tema fisioterapia na fibromialgia; o Capítulo 7, a fisioterapia na dor lombar, na cervicalgia e na hérnia de disco; e, finalmente, o Capítulo 8 descreve a importância da educação em saúde na Reumatologia.

Quero agradecer a todos que colaboraram na produção deste livro; certamente, sem o trabalho de todos não teria sido possível finalizá-lo. Pretendemos partilhar essa vivência com todos os profissionais da saúde, acadêmicos, pacientes e leitores interessados em aprofundar o conhecimento sobre a fisioterapia nas doenças reumáticas.

Amélia Pasqual Marques

Prefácio

O movimento pode ser compreendido como livre expressão do ser humano. Como bem definiu Viktor von Weizsäcker, médico e fisiologista alemão atuante na primeira metade do século XX e reconhecido como um dos pensadores pioneiros da antropologia médica, "os organismos têm ou efetuam movimentos não exatamente como tais, mas eles significam ou têm efeito sobre algo, que por sua vez não é apenas movimento..."[1].

Nesse contexto, o estudo sistemático do movimento, com o propósito de avaliar, prevenir e tratar os distúrbios da cinesia humana constitui os princípios da atuação do fisioterapeuta, cujo mister, segundo diretrizes estabelecidas pelo Ministério da Saúde do Brasil, compreende desenvolver, conservar e restaurar a capacidade física dos pacientes sob sua responsabilidade profissional.

Aos educadores em saúde compete, por sua vez, contribuir para que os discentes possam desenvolver plenamente as competências necessárias para que o exercício profissional futuro seja guiado pela competência técnica, por valores éticos e pela responsabilidade social. Cientes de tal responsabilidade, Amélia Pasqual Marques e seus colaboradores nos brindam com *Fisioterapia nas doenças reumáticas: avaliação e intervenção*, obra fundamental voltada à compreensão do papel central do fisioterapeuta no cuidado integral às pessoas portadoras de doenças reumáticas.

O recorte temático escolhido justifica-se pela relevância clínico-epidemiológica das doenças reumáticas no cenário brasileiro. As mais de uma centena de enfermidades representadas nesse conjunto de afecções clínicas acometem um contingente superior a 12 milhões de brasileiros e brasileiras, ao longo de todo seu ciclo de vida. Acarretam forte impacto ao Sistema Único de Saúde do país, tendo determinado entre janeiro de 2022 a fevereiro de 2023, segundo dados do Data-SUS, mais de 250 internações hospitalares ao dia. Ademais, lideraram nacionalmente as concessões de benefícios previdenciários, contabilizando 19% dos auxílios-doença e 13% das aposentadorias por invalidez em 2014.

A disseminação do conhecimento proposta no presente volume pretende abranger não somente os estudantes de fisioterapia e os profissionais atuantes na área, mas também o conjunto de integrantes da equipe multiprofissional de saúde e os próprios pacientes acometidos por enfermidades reumáticas, reconhecidos como sujeitos imprescindíveis da linha de cuidado.

Seguindo uma construção didática, os autores compõem sua obra dando destaque às doenças reumáticas mais prevalentes em nosso meio, detalhando os conceitos fundamentais de cada enfermidade, os instrumentos de avaliação funcional mais empregados na prática clínica e as propostas de intervenção terapêutica respaldadas pela evidência científica. Casos clínicos são, por fim, apresentados como instrumento de aprendizado baseado na resolução de problemas, humanizando e contextualizando, dessa forma, o conhecimento e preparando os leitores para o ato de cuidar.

Estou certo de que os leitores apreciarão esta obra. Inspirados pelo domínio do conhecimento e pela experiência profissional demonstrados pelos autores, sentir-se-ão todos motivados para prosseguir em sua missão de cuidar.

Aluisio Augusto Cotrim Segurado
Professor Titular de Infectologia da Faculdade de Medicina da Universidade de São Paulo (FMUSP). Pró-Reitor de Graduação da USP.

REFERÊNCIA BIBLIOGRÁFICA

1. Weinzasäcker, V. (1968) citado por Trebels, AH. Uma concepção dialógica e uma teria do movimento humano. Perspectiva. 2003;21(1):249-67.

1

Fisioterapia nas doenças reumáticas

Ariela Torres Cruz
Priscila de Oliveira Januário
Raquel Aparecida Casarotto

INTRODUÇÃO

Nos últimos 70 anos o avanço científico na Reumatologia tem sido notável, favorecendo a qualidade de vida dos pacientes. Houve uma evolução considerável da terapêutica por meio de fármacos e outros agentes modificadores da doença, seguida pelo advento dos agentes biológicos – drogas modificadoras das doenças reumáticas (DMARD) – e dos inibidores de sinalização de pequenas moléculas. Destacam-se também as abordagens multidisciplinares não farmacológicas para o manejo da doença musculoesquelética reumática, incluindo cirurgia, fisioterapia e terapia ocupacional.[1]

Além de aumentar os custos dos cuidados de saúde para o paciente e para a sociedade, as doenças reumáticas estão significativamente relacionadas a comorbidades,[2] sendo as principais causas de incapacidades e de afastamento do trabalho.[3] De acordo com o estudo da Global Burden of Disease, o aumento percentual de anos de vida ajustados por incapacidade impulsionados pelas doenças reumáticas e musculoesqueléticas em todas as faixas etárias foi de 128,9% entre 1990 e 2019.[4]

É alto o impacto das doenças reumáticas no trabalho, apresentando níveis significativos de absenteísmo e presenteísmo. Pessoas com doenças reumáticas têm menor probabilidade de estarem empregadas. Após o diagnóstico, um terço das pessoas com artropatia inflamatória param de trabalhar em 3 anos e 50% em 10 anos. Envelhecimento da população, aposentadoria tardia e aumento dos fatores de risco para osteoartrite auxiliam no crescimento do impacto das artropatias não inflamatórias no trabalho.[5] Embora o diagnóstico e o tratamento precoce sejam eficazes, não são suficientes para manter as pessoas no trabalho e fazê-las desempenhar suas atividades com eficiência. Também são insuficientes para ajudar aqueles que estão afastados a retornar a suas ocupações. Assim, há a necessidade de intervenções voltadas para a manutenção no emprego.[6]

ASPECTOS INTRODUTÓRIOS SOBRE AS DOENÇAS REUMÁTICAS

Existem mais de 200 doenças reumáticas, reconhecidas e classificadas pelo American College of Rheumatology (ACR), que acometem as pessoas das formas mais variadas, podendo envolver somente as articulações ou estruturas periarticulares. Em doenças sistêmicas não reumáticas, o sistema musculoesquelético é tão afetado quanto os órgãos internos; as doenças difusas do tecido conjuntivo ocasionam lesões no sistema musculoesquelético, na pele e em quaisquer órgãos.[3]

As doenças reumáticas mais prevalentes são osteoartrite, reumatismos extra-articulares, fibromialgia e lombalgias mecânico-posturais. Essas doenças não apresentam gravidade no sentido de reduzir a expectativa de vida, mas são causa de redução da produtividade e da qualidade de vida dos pacientes. As doenças difusas do tecido conjuntivo, como artrite reumatoide, lúpus eritematoso sistêmico, síndrome de Sjögren e miopatias inflamatórias idiopáticas, têm prevalência menor, porém apresentam maior morbimortalidade. As manifestações clínicas das doenças reumáticas podem ser crônicas ou intermitentes.[7]

EPIDEMIOLOGIA E CUSTOS EM SAÚDE

As doenças reumáticas têm alta prevalência, afetando 3 a 8% da população mundial, e são responsáveis por um significativo impacto médico, social e econômico, afetando o número de afastamentos do trabalho e os gastos públicos e privados. Elas representam a terceira causa entre todas as consultas médicas, provocando mais incapacidade que a doença cardíaca e o câncer, e ocasionam consultas mais demoradas e trabalhosas em relação à avaliação e ao tratamento. Acometem indivíduos de todas as etnias e de todas as idades.[7]

Aproximadamente 60% das pessoas com 65 anos e cerca de 80% das pessoas com mais de 75 anos apresentam evidência clínica ou radiográfica de osteoartrite.[7] Os principais fatores de risco para o desenvolvimento da osteoartrite são aumento da idade, sexo feminino e obesidade. Estima-se que a morbidade e o impacto econômico da osteoartrite aumentem com o envelhecimento mundial. Em 2005, as hospitalizações por procedimentos musculoesqueléticos nos EUA, especialmente artroplastias de joelho e de quadril, totalizaram 31,5 bilhões de dólares ou mais de 10% de todos os cuidados hospitalares.[8]

Entre crianças e adolescentes, a febre reumática é mais frequente, sobretudo entre 7 e 14 anos de idade, tendo incidência de 0,3 a 3% na população brasileira. Essa doença corresponde a 30% do total de cirurgias por doenças cardiovasculares realizadas na rede pública hospitalar.[7]

As taxas de prevalência de artrite reumatoide em países desenvolvidos são de aproximadamente 0,5 a 1% da população adulta. Estudos demonstraram um aumento da mortalidade em pacientes com artrite reumatoide quando comparados com as taxas esperadas na população geral, principalmente em pacientes mais velhos. As causas subjacentes para o excesso de mortalidade observado na artrite reumatoide estão relacionadas ao aumento do risco de doenças cardiovasculares, infecciosas, hematológicas, gastrointestinais e respiratórias.[8]

A prevalência de artrite reumatoide juvenil é de aproximadamente 1 a 2 por mil crianças, e sua incidência é de 11 a 14 novos casos por 100 mil crianças. Adultos com histórico de artrite reumatoide juvenil demonstraram ter expectativa de vida menor do que os membros da população geral da mesma idade e sexo.[8] A incidência anual geral de artrite psoriásica é de 7,2 por 100 mil por idade e sexo, sendo maior em homens.[8]

A incidência de lúpus eritematoso sistêmico quase triplicou, e a taxa de sobrevida para indivíduos com essa condição melhorou significativamente nas últimas quatro décadas graças ao diagnóstico precoce, à maior utilização de testes de anticorpos antinucleares e às melhores abordagens para a terapia. A prevalência dessa condição pode chegar a 124 casos por 100 mil.[8]

A polimialgia reumática e a arterite de células gigantes são condições relacionadas. A incidência média anual de polimialgia reumática ajustada por idade e sexo por 100 mil habitantes com 50 anos ou mais é de 58,7, sendo maior em mulheres. A arterite de células gigantes é mais frequente nos países escandinavos, com taxa de incidência de 27 por 100 mil, e no norte dos EUA de 19 por 100 mil. No sul da Europa e no sul dos EUA, as taxas de incidência relatadas foram de 7 por 100 mil. Essas diferenças variam de acordo com a localização geográfica e a latitude.[8]

Há poucos estudos sobre a epidemiologia da gota. Um estudo multicêntrico relatou a prevalência de 0,95% em 1995. Durante os anos de 2000 e 2005, a prevalência de gota no Reino Unido e na Alemanha foi de 1,4%. Os riscos estão associados a obesidade, doença cardiovascular, diabetes e hipertensão.[8]

A incidência da síndrome de Sjögren varia entre os estudos. Observou-se prevalência de 3,9 por 100 mil habitantes no Condado de Olmsted, em Minnesota, nos EUA, com índice maior em mulheres. Na Suécia, em uma população de 705 indivíduos, verificou-se prevalência de 2,7% da síndrome de Sjögren primária. A Grécia apresentou prevalência de 0,1%, a Eslovênia de 0,6% e a Turquia de 1,56%. A síndrome de Sjögren também foi associada a outras condições reumáticas e autoimunes, como fibromialgia, doença autoimune da tireoide, esclerose múltipla e espondiloartropatia, assim como várias doenças malignas, principalmente linfoma não Hodgkin.[8]

A maioria dos pacientes com espondilite anquilosante tem o alelo HLA-B27.[3] Assim, a prevalência está associada à frequência da positividade do gene HLA-B27 na população.[9] O HLA-B27 é encontrado em 8 a 10% dos americanos brancos, e a doença ocorre em 0,1 a 0,2% desse grupo. Os negros têm frequência menor do gene HLA-B27 e da doença.[10] O custo médio anual para o sistema público de saúde brasileiro tratar um paciente com espondilite anquilosante é de 23.183,56 dólares.[11]

A osteoporose engloba diversas condições que resultam em diminuição da densidade e da qualidade óssea, estando relacionada à menopausa e aos estados hipoestrogênicos. É uma doença de alta prevalência, que representa um grande fardo de saúde pública. Está associada a alta incidência de fraturas por fragilidade que requerem internação hospitalar, principalmente fraturas de quadril (50%), favorecendo o surgimento de complicações como trombose (27%), infecções do trato urinário (12 a 61%) e pneumonia (7%).[12]

Uma das principais causas de consultas ao reumatologista é a fibromialgia, que, em 90% dos casos, acomete as mulheres. Sua prevalência é de 2% na população geral, podendo levar até 2 anos para que o diagnóstico seja feito. O encaminhamento para o reumatologista e o diagnóstico correto podem demorar até 10 anos, resultando em alto custo para o sistema de saúde. A dor é o principal sintoma, entretanto, outros sintomas também são comuns, como fadiga, sono não reparador, alteração do humor e comprometimento cognitivo, embora não sejam universais. Os sintomas exercem importante influência na qualidade de vida, com quadro heterogêneo e condição complexa.[13]

A dor lombar é uma condição altamente prevalente que pode causar incapacidades e sofrimentos significativos. Em 2016 foi a principal causa de anos vividos com deficiência globalmente. Acarreta altos custos financeiros totais anuais, superiores a 9,2 bilhões de dólares australianos na Austrália, 12,3 bilhões de libras esterlinas no Reino Unido e 90,6 bilhões de dólares nos EUA.[14]

TRATAMENTO MEDICAMENTOSO E NÃO MEDICAMENTOSO

O avanço no tratamento das doenças reumáticas tem sido notável na artrite reumatoide, na artrite psoriásica e na espondilite anquilosante. Doenças que eram consideradas fatais no passado, como lúpus eritematoso sistêmico grave e granulomatose com poliangeíte, agora podem ser tratadas com terapias imunossupressoras modernas, porém ainda existem necessidades médicas substanciais não atendidas, especialmente no espectro de doenças do tecido conjuntivo, como esclerose sistêmica, osteoartrite e fibromialgia.[1]

A ampla adoção de estratégias para tratar os distúrbios reumáticos inflamatórios de forma intensiva e precoce levou a ganhos consideráveis de eficácia, de modo que a remissão livre de drogas está se tornando uma meta alcançável no tratamento dessas doenças.[1]

Para promover e manter a saúde, é importante focar na prevenção das doenças reumáticas, incluindo prevenção primária, secundária, terciária e clínica:[2]

- A prevenção primária tem como objetivo prevenir o aparecimento da doença antes do início do seu processo, eliminando fatores de risco específicos ou aumentando a resistência de um indivíduo à condição.
- A prevenção secundária visa detectar e reduzir doenças e fatores de risco de forma mais precoce.
- A prevenção terciária tem como objetivo limitar a influência de uma doença reconhecida ou comprovada e prevenir o desenvolvimento ou agravamento da doença.
- Já a prevenção clínica pretende limitar a progressão da doença e prevenir complicações e recaídas, alcançando assim melhor controle e qualidade de vida.

Devido ao aumento da presença digital na sociedade, é interessante a inclusão de tecnologias digitais para apoiar a prevenção terciária, como o uso de registros eletrônicos de saúde, aplicativos móveis e páginas da *web* com foco relacionado à saúde. As tecnologias digitais também ajudam a determinar se um paciente está aderindo a um regime específico e se as mudanças nos resultados são respeitadas em longo prazo, além de ter as seguintes vantagens: custo reduzido, tratamentos individualizados e formato de informação de fácil acesso.[2]

Com relação às intervenções que podem contribuir ou melhorar as dificuldades no local de trabalho de pessoas com doenças reumáticas, podem-se incluir: necessidade de tratamento e educação sobre doenças, estilo de vida como atividade física, custo psicológico de viver com uma doença crônica, atividades, acomodações e políticas no local de trabalho.[6]

Tratamento medicamentoso

Mesmo sendo o principal tratamento da inflamação de doenças reumáticas e com avanços na disponibilidade de medicamentos nas estratégias terapêuticas, ainda há um déficit significativo no tratamento farmacológico para essas condições.[15]

As drogas imunossupressoras têm feito parte do tratamento de quase todos os distúrbios reumáticos inflamatórios desde 1948, quando provocaram uma recuperação "milagrosa" da artrite reumatoide. Os glicocorticoides têm muitos efeitos benéficos, mas também têm efeitos prejudiciais, já que podem causar a morte ao mascarar os sinais de infecção. A segurança dos glicocorticoides tem sido frequentemente debatida; o consenso atual é o de que o uso prolongado de prednisona na dose $\leq$ 5 mg por dia é seguro, enquanto o uso prolongado de prednisona $\geq$ 10 mg por dia geralmente não é recomendado.[1]

Entre as DMARD sintéticas convencionais, encontram-se a sulfassalazina e o metotrexato. Em alguns casos, o metotrexato mostrou-se uma droga imunossupressora potente, permitindo a diminuição da dosagem de glicocorticoides. Os DMARD biológicos proporcionaram uma mudança positiva no tratamento das doenças reumáticas.[1]

Tratamentos farmacológicos podem ser eficazes em algumas doenças reumáticas, por exemplo, na artrite reumatoide e na gota, melhorando a incapacidade e reduzindo a atividade da doença. No entanto, outras doenças, como osteoartrite, não têm melhora significativa com esse tipo de tratamento, demonstrando assim a necessidade de tratamentos não farmacológicos.[16]

Tratamento não medicamentoso

As opções para tratamento da dor incluem educação complementada por atividade física e exercícios, órteses, intervenções psicológicas e sociais, educação sobre higiene do sono, controle de peso, opções de tratamento farmacológico e específico para articulações ou controle interdisciplinar da dor.[2]

O autogerenciamento é um processo em que os pacientes participam ativamente de uma variedade de atividades que contribuem para diminuir o impacto físico e emocional de sua doença, como: aderir a seu plano de tratamento, ser fisicamente ativo e procurar ajuda médica quando a meta do tratamento não for atingida.[2] Os programas de autogestão substituíram o fornecimento de informações e educação ao paciente. O repouso no leito e os exercícios de amplitude de movimento assistida eram anteriormente sugeridos, mas evoluíram para o uso positivo e intensivo de exercícios e atividade física.[1]

Uma força-tarefa da Liga Europeia contra o Reumatismo (Eular) desenvolveu recomendações sobre comportamentos de estilo de vida para doenças reumáticas e musculoesqueléticas. Essas recomendações definem a importância de um estilo de vida saudável, como as modificações no estilo de vida que devem ser implementadas e associadas aos tratamentos médicos. As recomendações destacam a segurança e os benefícios do exercício na dor e na incapacidade, principalmente entre pessoas com osteoartrite e espondiloartrite axial. Afirma-se a importância de uma dieta saudável e equilibrada para alcançar e manter um peso saudável. É improvável que pequenas quantidades de álcool afetem negativamente os resultados de pessoas com doenças reumáticas e musculoesqueléticas, porém pessoas com artrite reumatoide e gota podem estar em risco de crises após o consumo moderado de álcool.[16]

Fumantes devem ser apoiados a parar de fumar.[17] O tabagismo é um dos fatores de risco para doenças reumáticas e diminui os benefícios do tratamento médico, porém esse fato é pouco conhecido pela população em geral, mostrando-se assim a importância da prevenção para que as pessoas não comecem ou parem de fumar.[2] Os pacientes com doenças reumáticas devem ser informados de que fumar é prejudicial aos sintomas, função, atividade da doença, progressão da doença e ocorrência de comorbidades. A participação no trabalho pode trazer benefícios e deve ser discutida em consultas,[16] além de estimulada. A literatura recomenda a realização de exercícios e a manutenção de um peso corporal saudável para pessoas com doenças reumáticas e musculoesqueléticas.[17]

Entre as medidas não farmacológicas, a dieta é relevante por modular a resposta imune e/ou inflamatória e modificar o risco cardiovascular. A Sociedade Francesa de Reumatologia tem as seguintes recomendações dietéticas para pessoas com doenças reumáticas inflamatórias crônicas: perda de peso em indivíduos com sobrepeso ou obesidade, dieta mediterrânea e suplementação de ácidos graxos poli-insaturados, como ômega-3. Dietas sem glúten na ausência de doença celíaca, dietas vegetarianas/veganas, jejum e eliminação de laticínios não são recomendados, assim como a suplementação com vitaminas ou oligoelementos e o uso de probióticos para controlar a atividade crônica das doenças reumáticas.[18]

Os efeitos a longo prazo do exercício na redução da inflamação estão associados à redução do tamanho do tecido adiposo, sendo o exercício mais eficaz para a perda de tecido adiposo quando comparado a dietas hipocalóricas.[15]

Quando não há sucesso no tratamento conservador, o tratamento cirúrgico pode ser a melhor alternativa para doenças articulares degenerativas, permitindo que o paciente se torne mais independente, reduzindo ou eliminando a dor e aumentando as funções.[19]

AGENTES ELETROFÍSICOS NAS DOENÇAS REUMÁTICAS

O primeiro aspecto que deve ser considerado sobre o uso de agentes eletrofísicos no tratamento de qualquer disfunção é o fato de que ele é uma terapia adjuntiva, e não exclusiva. O segundo aspecto é o de que cada fase do processo de tratamento requer avaliação para verificar se há necessidade de variar os aspectos dosimétricos e mesmo de continuar o uso desses agentes.

As variáveis dosimétricas dos agentes eletrofísicos tornam as revisões sistemáticas e metanálises difíceis de serem realizadas e compreendidas por profissionais que não utilizam esses recursos na prática clínica e muitas vezes enviesam resultados dessas pesquisas. O artigo de Chow et al.[20] mostra como uma análise metodologicamente inadequada erra ao não recomendar o uso da laserterapia de baixa intensidade/fotobiomodulação, um agente eletrofísico seguro, não invasivo, baseado em evidências e não medicamentoso, no tratamento de osteoartrite de joelho. A metanálise realizada por Stausholm et al.[21], feita apenas em artigos que utilizam doses recomendadas pela World Association for Photobiomodulation Therapy (WALT), mostra-se efetiva para o tratamento dessa patologia. A laserterapia de baixa intensidade/fotobiomodulação reduz a dor e a incapacidade funcional nesses pacientes, nas doses de 4 a 8 J com comprimento de onda de 785 a 860 nm e de 1 a 3 J com comprimento de onda de 904 nm por ponto de tratamento.

Em pacientes com fibromialgia, quando comparado com a realização de exercícios sem adição de nenhum recurso, o uso da fototerapia combinada LLLT/LED associada a exercícios teve benefícios adicionais na redução da gravidade da dor, número de pontos dolorosos e fadiga.[22]

Em lombalgias, ainda não há evidências que suportem o uso da fotobiomodulação na melhora da dor e da funcionalidade desses pacientes.[23]

O ultrassom terapêutico (UST) também se mostra efetivo em diminuir significativamente a dor, em melhorar a função física, em aumentar a amplitude de movimento e a funcionalidade em osteoartrite de joelho.[24] O modo contínuo foi mais efetivo que o pulsado (ambos associados a exercícios) na dor durante as atividades de vida diária, mobilidade e funcionalidade.

Sobre o uso do UST em pacientes com lombalgia, Ebadi[25] mostrou que a adição de US contínuo a um programa de exercícios semissupervisionados melhorou significativamente a função, a amplitude de movimento lombar e a resistência nos sujeitos do estudo. O modo pulsado apresentou um ganho relativo maior quando comparado à laserterapia de baixa intensidade na variável funcionalidade em pacientes com lombalgia crônica inespecífica.[26]

A dor, a funcionalidade e a marcha melhoram com o uso da estimulação elétrica nervosa transcutânea (TENS) em pacientes com osteoartrite de joelho, mas não a rigidez.[27]

A dor é significativamente diminuída com o uso da TENS em pacientes com fibromialgia.[28] O desafio no uso dos agentes eletrofísicos é identificar os respondedores à terapia utilizada. No futuro da pesquisa com agentes eletrofísicos, imagina-se que se possa ter respostas sobre subgrupos de pacientes respondedores e não respondedores a essas terapias. Vance[29] mostrou que a redução da dor ou fadiga durante o tratamento inicial de 30 minutos com TENS em pacientes com fibromialgia previu quem responderia à TENS com redução de 30% na dor ou redução de 20% na fadiga após 1 mês de uso doméstico.

Para a lombalgia de gestantes, Koukoulithras[30] encontrou efetividade tanto no uso da TENS quanto na realização de exercícios no tratamento dessa alteração. Comparando a TENS com a corrente interferencial no tratamento dessa disfunção, ambos foram efetivos para diminuir a dor.[31]

As intervenções cirúrgicas tornam-se cada vez mais raras, são realizadas em casos mais graves de acometimento das articulações e são passíveis de substituição cirúrgica, podendo ser auxiliada por avaliação 3D, reconstrução e nova tecnologia de impressão 3D. A substituição total da articulação é uma das intervenções cirúrgicas mais frequentes e custo-efetivas em todo o mundo, sendo o tratamento de último recurso para pacientes com osteoartrite do quadril e joelho. Métodos cirúrgicos minimamente invasivos estão sendo desenvolvidos para o futuro tratamento de doenças reumáticas.[1]

IMPORTÂNCIA DA FISIOTERAPIA NO TRATAMENTO DAS DOENÇAS REUMÁTICAS

Diminuir a dor, restaurar e/ou manter a função, prevenir a disfunção e melhorar a qualidade de vida dos pacientes são objetivos da fisioterapia em Reumatologia, que podem ser alcançados por meio da melhoria da força muscular, da amplitude de movimento, da capacidade aeróbica, da readequação ou reintegração profissional e da autoimagem e da educação do paciente,[3] orientações sobre proteção articular e conservação de energia, uso de órteses, auxiliares de marcha ou adaptações e cinesioterapia.[32]

A incapacidade funcional para atividades básicas no dia a dia é muito comum em doenças reumáticas, principalmente nos idosos, população que vem crescendo. As causas mais comuns de perda de função devido ao acometimento musculoesquelético são: dor lombar, queda prévia, artrite e sarcopenia.[32]

Uma visita domiciliar é uma boa forma de compreender como o paciente funciona em seu ambiente e contexto social. É importante verificar a aceitação do paciente e dos cuidadores ao escolher tratamentos focados em intervenções, como meios físicos, uso de auxiliares de marcha, adaptação nos ambientes de casa, avaliação de suporte social e familiar.[32]

A educação do paciente tem como objetivo fazê-lo ter uma participação ativa em seu tratamento e deve englobar informações sobre a doença, assim como orientações ergonômicas e os benefícios da atividade física tanto para pacientes como para familiares e cuidadores.[32] Pacientes bem informados evoluem melhor quando comparados a outros que desconhecem sua doença e a estratégia terapêutica adotada. É fundamental que o paciente participe do tratamento, auxiliando na sua escolha e possibilitando sua implementação.[3]

A proteção articular visa evitar a agressão mecânica em uma articulação comprometida e necessita ser individualizada para cada articulação. Em caso de dor durante a prática de uma atividade, o paciente deve diminuir a intensidade ou a frequência ou suspendê-la. O uso de adaptações, como órteses e auxiliares de marcha, e a divisão do trabalho entre as articulações podem diminuir a carga sobre determinada estrutura. As órteses têm como finalidade diminuir a dor, conferir estabilidade, manter a articulação ou o segmento articular em melhor posição e melhorar a função.[32] Podem ser usadas bengalas, talas, cintas, coletes e palmilhas.[3]

O repouso é capaz de diminuir a dor e as contraturas musculares, mas, se prolongado, pode enrijecer estruturas periarticulares, comprometer a integridade da cartilagem, diminuir a capacidade cardiopulmonar, a massa óssea e a muscular, além de gerar efeitos emocionais negativos. O mais adequado é contraindicar o repouso absoluto no leito e orientar repouso intercalado com atividades que não piorem a dor.[32] A orientação na execução das atividades laborais contribui para a manutenção da integridade articular.[3]

Adaptações no ambiente domiciliar ou de trabalho são medidas simples que permitem melhorar a independência, a produtividade e o conforto do paciente e da família. São exemplos:[3]

- Remoção de obstáculos.
- Elevação de cadeiras, vaso sanitário e leito.
- Uso de corrimão.
- Engrossadores de cabos que facilitam a preensão.
- Alongador para pegar objetos que ficam fora do alcance.
- Alças em objetos para facilitar a pinça.

- Uso de antiderrapante para auxiliar na força para abrir potes, portas ou torneiras.[32]
- Elevadores.

Antes da cinesioterapia, os recursos físicos podem ser usados para promover o relaxamento da musculatura e reduzir a rigidez matinal,[32] mas sua utilização deve ser cautelosa devido às limitações desses métodos. O calor pode aumentar o edema em uma articulação inflamada, e o frio pode piorar a isquemia em pacientes com esclerodermia, além de precipitar cristais intra-articulares em pacientes com gota.[3]

A cinesioterapia tem como objetivo manter e melhorar a flexibilidade, a força muscular, o condicionamento aeróbico e habilidades neuromotoras. As técnicas englobam alongamento, exercício ativo resistido, hidroterapia e exercícios proprioceptivos.[32]

A atividade física e a terapia com exercícios estão bem definidas na redução dos sintomas e na melhora da função física em indivíduos com osteoartrite de joelho. O ACR recomenda exercícios aeróbicos, aquáticos e/ou resistidos, enquanto a Eular orienta o ritmo de atividade e o exercício em geral. Fisioterapeutas e outros profissionais da saúde devem se concentrar na reabilitação centrada no paciente. Há necessidade de estudos, considerando parâmetros de tratamento usados em programas de reabilitação, como duração, frequência, modalidade e intensidade, além de um protocolo de exercícios domiciliares individualizado baseado na avaliação clínica e nas preferências do paciente.

É essencial criar estratégias para aumentar a adesão ao exercício e ultrapassar as barreiras, favorecendo a eficácia das intervenções. Exercício aeróbico de 150 minutos por semana com intensidade moderada ou 2 dias por semana de atividade física moderada a vigorosa de fortalecimento muscular são benéficos. Além disso, favorece a redução da dor quando exercícios específicos de quadríceps forem usados em comparação com exercícios gerais de membros inferiores e quando exercícios supervisionados forem realizados pelo menos 3 vezes por semana.[33]

As recomendações para a artrite reumatoide estão voltadas à educação e à terapia de exercício supervisionado de curto prazo/intermitente e intensificado. Os exercícios são baseados em orientações sobre frequência desejada, intensidade, tipo e duração, realizados principalmente de forma independente e ajustados às necessidades do paciente. A supervisão dos exercícios deve ser 2 vezes por semana já na fase inicial, associada a atividades físicas em casa, permitindo um grande efeito na qualidade de vida.[34]

Para o tratamento da fibromialgia por meio de exercícios, a Eular recomenda que os programas tenham duração de 2,5 a 24 semanas. Exercício aeróbico ≥ 20 minutos, 1 vez por dia (ou 2 vezes ≥ 10 minutos), 2 a 3 dias por semana. Treinamento de força ≥ 8 repetições por exercício, 2 a 3 vezes por semana; o exercício geralmente é considerado seguro, especialmente quando praticado sob supervisão. Assim, a fisioterapia com exercício físico graduado e individualizado pode ser associada a outras terapias não farmacológicas recomendadas, como a hidroterapia e a acupuntura.[13]

O exercício é uma abordagem comum para dor lombar crônica recomendada pelas diretrizes de prática clínica como primeira linha de tratamento. Pilates, terapia McKenzie e tipos de exercícios de restauração funcional podem apresentar efeitos clinicamente importantes na dor e na limitação funcional. Há evidências de que essas intervenções podem ser eficazes quando comparadas a outros tipos de exercícios na redução da intensidade da dor e nas limitações funcionais. Na terapia McKenzie, o efeito benéfico pode estar relacionado a doses mais altas. Se os resultados observados de dor e função estiverem de acordo com os objetivos do paciente, pode ser apropriado recomendar esses programas de exercícios caso estejam disponíveis e viáveis financeiramente.[35]

Uma opção de avaliação e acompanhamento de doenças reumáticas é o atendimento remoto e a telessaúde, que podem melhorar o acesso e os resultados dos serviços de saúde, especialmente em doenças crônicas. O uso de cuidados remotos deve ser adaptado às necessidades e preferências do paciente, como demografia, situação social, acesso geográfico aos cuidados de saúde, *status* de emprego, diagnóstico específico, comorbidades e fase da doença. A telessaúde pode ser adequada para a educação sobre sintomas da doença, atividade da doença, terapia e autogestão.[36]

As intervenções de telessaúde têm a mesma eficácia dos acompanhamentos convencionais ou das avaliações de autogestão, sendo úteis para apoiar um estilo de vida fisicamente ativo em curto prazo. Além disso, essas intervenções podem aumentar a abrangência de atenção em saúde, pois, devido ao envelhecimento mundial da população, houve um aumento das doenças reumáticas.[37]

Os dados monitorados por meio de intervenções de telessaúde são:

- Sintomas: fadiga ou dor.
- Comportamento: adesão, estilo de vida ou autoeficácia.
- Dados biológicos: articulações sensíveis e inchadas, índice de massa corporal (IMC), atividade física.[37]

Os fisioterapeutas podem fornecer apoio vocacional para pacientes com doença reumática que se afastaram do trabalho, pois esses profissionais têm a capacidade de gerenciar as preocupações das pessoas sobre o desempenho de suas atividades profissionais, podendo reduzir a limitação para essas práticas.[5]

CONSIDERAÇÕES FINAIS

O conjunto de diferentes doenças reumáticas prevalentes ocasiona comprometimentos que interferem no desempenho do trabalho e demandam altos custos com a saúde. Esses comprometimentos geram incapacidades funcionais, interferindo na qualidade de vida dos indivíduos de todas as idades.

Fisioterapeutas e outros profissionais de saúde devem se concentrar na reabilitação dos pacientes por meio do controle das atividades das doenças e do quadro de dor, preservando a integridade física e psicológica. Há necessidade de priorizar os exercícios físicos de forma individualizada e de acompanhar seus eventuais mecanismos de ação para cada tipo de paciente reumatológico. Além disso, as intervenções devem ser baseadas na diminuição de comorbidades e dos efeitos adversos provocados pela terapia medicamentosa, o que pode resultar na melhora da qualidade de vida.

A prática regular de exercícios físicos deve ser incentivada para essa população. É essencial criar estratégias para aumentar a adesão ao exercício e ultrapassar as barreiras, pois os pacientes reumatológicos praticam menos atividades físicas pelo fato de ainda existirem receios acerca da prescrição. Para tanto, é necessário investigar os melhores modelos de treinamento com evidências baseadas na eficácia e segurança para cada paciente com doença reumatológica.

REFERÊNCIAS BIBLIOGRÁFICAS

1. Burmester GR, Bijlsma JWJ, Cutolo M, McInnes IB. Managing rheumatic and musculoskeletal diseases: past, present and future. Nat Rev Rheumatol. 2017;13(7):443-8.
2. Esbensen BA, Kennedy N, Brodin N. Prevention and adherence in rheumatic and musculoskeletal disease. Best Pract Res Clin Rheumatol. 2020;34:1-10.
3. Carvalho MAP, Lanna CCD, Bertolo MB, Ferreira GA. Reumatologia: diagnóstico e tratamento. 5.ed. Rio de Janeiro: Guanabara Koogan; 2019.
4. GBD 2019 diseases and injuries collaborators. Global burden of 369 diseases and injuries in 204 countries and territories, 1990-2019: a systematic analysis for the global burden of disease study 2019. Lancet. 2020;396:1204-22.
5. Wilkie R, Bjork M, Costa-Black KM, Parker M, Pransky G. Managing work participation for people with rheumatic and musculoskeletal diseases. Best Pract Res Clin Rheumatol. 2020 Apr;34(2):101517.

6. Ginac MAM, Jetha A, Bowring J, Beaton DE, Badley EM. Management of work disability in rheumatic conditions: a review of non-pharmacological interventions. Best Pract Res Clin Rheumatol. 2012;26(3):369-86.
7. Sato EI. Guias de medicina ambulatorial e hospitalar da Unifesp-EPM. Reumatologia. 2.ed. Barueri: Manole; 2010.
8. Gabriel SE, Michaud K. Epidemiological studies in incidence, prevalence, mortality, and co-morbidity of the rheumatic diseases. Arthritis Res Ther. 2009;11(3):229.
9. Sociedade Brasileira de Reumatologia (SBR). Espondiloartrites: cartilha para pacientes. 2019.
10. Imboden JB, Hellman DB, Stone JH. Current reumatologia. Porto Alegre: Artmed; 2014.
11. Azevedo VF, Rossetto CN, Lorencetti P, Tramontin MY, Fornazari B, Araújo DV. Indirect and direct costs of treating patients with ankylosing spondylitis in the Brazilian public health system. Revista Brasileira de Reumatologia. 2016;56(2):131-7.
12. Ayub N, Faraj M, Ghatan S, Reijers JAA, Napoli N, Oei L. The treatment gap in osteoporosis. J Clin Med. 2021;5;10(13):3002.
13. Macfarlane GJ, Kronisch C, Dean LE, Atzeni F, Häuser W, Fluß E, et al. Eular revised recommendations for the management of fibromyalgia. Ann Rheum Dis. 2017 Feb;76(2):318-28.
14. Davidson SRE, Kamper SJ, Haskins R, Robson E, Gleadhill C, da Silva PV, et al. Exercise interventions for low back pain are poorly reported: a systematic review. J Clin Epidemiol. 2021 Nov;139:279-86.
15. Metsios GS, Moe RH, Kitas GD. Exercise and inflammation. Best Pract Res Clin Rheumatol. 2020;34(2):101504.
16. Gwinnutt JM, Wieczorek M, Balanescu A, Bischoff-Ferrari HA, Boonen A, Cavalli G, et al. 2021 Eular recommendations regarding lifestyle behaviors and work participation to prevent progression of rheumatic and musculoskeletal diseases. Ann Rheum Dis. 2022;0:1-9.
17. Gwinnutt J, Wieczorek M, Cavalli G, Balanescu A, Bischoff-Ferrari H, Boonen A, et al. Effects of physical exercise and body weight on disease-specific outcomes of people with rheumatic and musculoskeletal diseases (RMDs): systematic reviews and meta-analyses informing the 2021 Eular recommendations for lifestyle improvements in people with RMDs. RMD Open. 2022;8(1):e002168.
18. Daien C, Czernichow S, Letarouilly JG, Nguyen Y, Sanchez P, Sigaux, J et al. Dietary recommendations of the French Society for Rheumatology for patients with chronic inflammatory rheumatic diseases. Joint Bone Spine. 2022;89(2):105319.
19. Wibelinger L. Fisioterapia em reumatologia. Rio de Janeiro: Revinter; 2015.
20. Chow R, Liebert A, Tilley S, Bennett G, Gabel CP, Laakso L. Guidelines versus evidence: what we can learn from the Australian guideline for low-level laser therapy in knee osteoarthritis? A narrative review. Lasers Med Sci. 2021 Mar;36(2):249-58.
21. Stausholm MB, Naterstad IF, Joensen J, Lopes-Martins RAB, Sæbø H, Lund H, et al. Efficacy of low-level laser therapy on pain and disability in knee osteoarthritis: systematic review and meta-analysis of randomised placebo-controlled trials. BMJ Open. 2019 Oct 28;9(10):e031142.
22. Yeh SW, Hong CH, Shih MC, Tam KW, Huang YH, Kuan YC. Low-level laser therapy for fibromyalgia: a systematic review and meta-analysis. Pain Physician. 2019 May;22(3):241-54.
23. Tomazoni SS, Almeida MO, Bjordal JM, Stausholm MB, Machado CDSM, Leal-Junior ECP, et al. Photobiomodulation therapy does not decrease pain and disability in people with non-specific low back pain: a systematic review. J Physiother. 2020 Jul;66(3):155-65.
24. Wu Y, Zhu S, Lv Z, Kan S, Wu Q, Song W, et al. Effects of therapeutic ultrasound for knee osteoarthritis: a systematic review and meta-analysis. Clin Rehabil. 2019 Dec;33(12):1863-75.
25. Ebadi S, Ansari NN, Naghdi S, Jalaei S, Sadat M, Bagheri H, et al. The effect of continuous ultrasound on chronic non-specific low back pain: a single blind placebo-controlled randomized trial. BMC Musculoskelet Disord. 2012 Oct 2;13:192.

26. Rubira APFA, Rubira MC, Rubira LA, Comachio J, Magalhães MO, Marques AP. Comparison of the effects of low-level laser and pulsed and continuous ultrasound on pain and physical disability in chronic non-specific low back pain: a randomized controlled clinical trial. Adv Rheumatol. 2019 Dec 17;59(1):57.
27. Wu Y, Zhu F, Chen W, Zhang M. Effects of transcutaneous electrical nerve stimulation (Tens) in people with knee osteoarthritis: a systematic review and meta-analysis. Clin Rehabil. 2022 Apr;36(4):472-85.
28. Honda Y, Sakamoto J, Hamaue Y, Kataoka H, Kondo Y, Sasabe R, et al. Effects of physical-agent pain relief modalities for fibromyalgia patients: a systematic review and meta-analysis of randomized controlled trials. Pain Res Manag. 2018 Oct 1;2018:2930632.
29. Vance CGT, Zimmerman MB, Dailey DL, Rakel BA, Geasland KM, Chimenti RL, et al. Reduction in movement-evoked pain and fatigue during initial 30-minute transcutaneous electrical nerve stimulation treatment predicts transcutaneous electrical nerve stimulation responders in women with fibromyalgia. Pain. 2021 May 1;162(5):1545-55.
30. Koukoulithras I Sr, Stamouli A, Kolokotsios S, Plexousakis M Sr, Mavrogiannopoulou C. The effectiveness of non-pharmaceutical interventions upon pregnancy-related low back pain: a systematic review and meta-analysis. Cureus. 2021 Jan 30;13(1):e13011.
31. Dias LV, Cordeiro MA, Schmidt de Sales R, Dos Santos MMBR, Korelo RIG, Vojciechowski AS, et al. Immediate analgesic effect of transcutaneous electrical nerve stimulation (TENS) and interferential current (IFC) on chronic low back pain: randomized placebo-controlled trial. J Bodyw Mov Ther. 2021 Jul;27:181-90.
32. Liu DJJ, Falcão LFR. Manual de reumatologia. São Paulo: Guanabara Koogan; 2020.
33. Dantas LO, Salvini TF, McAlindon TE. Knee osteoarthritis: key treatments and implications for physical therapy. Braz J Phys Ther. 2021;25(2):135-46.
34. Peter WF, Swart NM, Meerhoff GA, Vliet Vlieland TPM. Clinical Practice Guideline for Physical Therapist Management of People With Rheumatoid Arthritis. Phys Ther. 2021 Aug 1;101(8):pzab127.
35. Hayden JA, Ellis J, Ogilvie R, Stewart SA, Bagg MK, Stanojevic S, et al. Some types of exercise are more effective than others in people with chronic low back pain: a network meta-analysis. J Physiother. 2021 Oct;67(4):252-62.
36. de Thurah A, Bosch P, Marques A, Meissner Y, Mykhtyar CB, Knitza J. 2022 Eular points to consider for remote care in rheumatic and musculoskeletal diseases. Ann Rheum Dis. ;81:1065-71.
37. de Thurah A, Bremander A, Primdahl J. High-quality RMD rehabilitation and telehealth: evidence and clinical practice. Best Pract Res Clin Rheumatol. 2020;34(2):101513.

2

Fisioterapia na osteoartrite

Gabriel Peixoto Leão Almeida
Priscila de Oliveira Januário

INTRODUÇÃO

A osteoartrite (OA), antes compreendida como um distúrbio de desgaste articular, atualmente é entendida como tendo uma fisiopatologia complexa que afeta várias articulações e estruturas articulares. Inicialmente se manifesta com alterações moleculares, metabolismo anormal do tecido articular, seguidas por desordens anatômicas e/ou fisiológicas determinadas por degradação da remodelagem óssea, formação de osteófitos, inflamação articular e perda da funcionalidade, segundo a Osteoarthritis Research Society International (Oarsi).[1]

Pode ser classificada em OA primária quando a causa é desconhecida, envolvendo fatores hereditários e acometendo ambos os sexos, com predomínio em mulheres a partir dos 45 anos, e secundária quando está relacionada a traumas, fraturas, doenças inflamatórias e hematológicas, entre outras.[2]

Aproximadamente 80% das pessoas acima de 70 anos apresentam sinais e sintomas da OA, e, com o envelhecimento da população e a crescente prevalência de obesidade em todo o mundo, é amplamente previsto o aumento da OA, atingindo substancialmente os sistemas de saúde.[2,3]

EPIDEMIOLOGIA E CARACTERÍSTICAS CLÍNICAS

Na população mundial, estima-se que mais de 240 milhões de pessoas têm OA sintomática, sendo a articulação do joelho a mais afetada, seguida pela OA de quadril e mãos.[4] Quase 30% dos indivíduos com mais de 45 anos têm evidência radiográfica de OA de joelho, dos quais metade apresenta sintomas; no quadril, a prevalência de OA sintomática e radiográfica é de cerca de 10%, mais frequente em mulheres do que em homens (18,7% *versus* 13,5%).[1,5-7] Um estudo com afro-americanos e brancos considerando raça, sexo e índice de massa corporal (IMC) apontou prevalência semelhante de OA de quadril, enquanto indivíduos afro-americanos, principalmente mulheres, apresentaram maior prevalência de OA de joelho.[6]

O estudo do Global Burden of Disease 2017 (GBD) tem sido relevante para mostrar a importância da OA à população e aos sistemas de saúde globalmente, fornecendo um resumo da prevalência, incidência e anos vida da OA, com estimativas de incapacidade dos modelos GBD cobrindo 195 países. As principais estimativas incluem 303,1 milhões de casos prevalentes de OA de quadril e joelho em todo o mundo e aumento na prevalência padronizada por idade, incidência e anos vividos com incapacidade de cerca de 8 a 10% desde 1990, mas também houve maior observação da ocorrência e impacto da OA nos complexos articulares da mão e do pé.[8]

De acordo com estimativas do GBD 2017, o número de casos de OA no Brasil quase dobrou de 2000 para 2017. Todos os países apresentaram crescente prevalência padronizada por idade, porém o Brasil apresentou as menores taxas de aumento (9%) no período. Entre 2000 e 2017, a OA foi de décima quarta para décima segunda causa de incapacidade na faixa etária de 50 a 69 anos.[9]

Nos EUA, os gastos com OA aumentaram 5,7% entre 1996 e 2016, atingindo cerca de 80 bilhões de dólares em 2016 e ocupando o oitavo lugar entre 154 condições. A mudança nos gastos com saúde para OA foi em geral ligeiramente superior à das condições musculoesqueléticas (5,3%), muito menor do que para artrite reumatoide (10,4%) e com os maiores aumentos de gastos nos setores privados. Quase metade dos gastos com OA foi em pacientes com idade superior a 65 anos, e as internações representaram 56% dos gastos.[10]

A OA é uma das condições mais comuns de cuidados à saúde, ficando atrás apenas do controle da hipertensão arterial, obesidade, colesterol e da combinação de vários diagnósticos de tecidos moles na faixa etária de 60 a 69 anos.[8] O principal fator de risco para desenvolvimento da OA é uma variável não modificável, a idade. Outros fatores de risco comuns da OA são IMC ≥ 30, sexo feminino, trauma articular prévio (ruptura do ligamento cruzado anterior e fratura do tornozelo), anormalidades anatômicas congênitas e adquiridas (displasia do quadril, alteração do eixo anatômico do membro inferior), cargas genéticas, ocupação (movimentações repetidas, sobrecarga mecânica) e fraqueza muscular (força dos extensores do joelho na OA de joelho).[5,11,12]

A presença da OA está associada a outras comorbidades. Pessoas com OA têm maior risco de desenvolver doença cardiovascular, dislipidemia, diabetes, declínio da saúde mental (como depressão), e está associada a um discreto aumento do risco de acidente vascular cerebral e infarto do miocárdio, quando comparado a pessoas sem OA. A plausibilidade para essa associação está em hábitos de vida sedentários devido a dor crônica, aumento do percentual de massa gorda, dinapenia e consumo contínuo de anti-inflamatórios.[13-15]

A OA acomete preferencialmente as articulações do joelho, quadril, interfalângicas, primeira carpometacarpal, primeira metatarsal e facetárias nas colunas cervical e lombar baixa.[12]

No joelho, o início é nos processos biológicos complexos que incluem cartilagem, osso, sinóvia, ligamentos, gordura periarticular, menisco e músculos, cujas características clássicas observadas nas radiografias envolvem o estreitamento do espaço articular devido à perda de cartilagem articular e menisco, alterações ósseas como esclerose do osso subcondral e osteófitos.[1]

O ambiente biomecânico favorece o processo da doença. O alinhamento em varo dos membros inferiores transfere a carga medialmente, aumentando o risco de OA na região medial do joelho, enquanto o alinhamento em valgo transfere carga lateralmente, comprometendo o compartimento lateral.[16]

A sinovite observada na OA tem predomínio de macrófagos, enquanto na artrite reumatoide as células T predominam,[17] o que reflete a ativação da resposta imune inerente nas articulações com OA, provavelmente devido a danos nos tecidos articulares resultando em lesões crônicas.[18] A sinovite na artrite reumatoide desempenha um papel importante na destruição articular, enquanto na OA é mais focal, podendo a progressão ser limitada a um subconjunto de indivíduos.[19]

Várias citocinas pró-inflamatórias e fatores de crescimento foram identificados em articulações acometidas pela OA: interleucina (IL) 6, proteína quimiotática de monócitos 1, agente de crescimento endotelial vascular, proteína induzida por interferon.[1] A monocina induzida por interferon é uma das citocinas encontradas em níveis relativamente altos no líquido sinovial, responsável pela destruição progressiva e remodelação da articulação por meio da estimulação de enzimas degradadoras da matriz, incluindo as metaloproteinases.[20] Os fatores de crescimento que normalmente estimulariam a produção da matriz e o reparo dos tecidos articulares são ofuscados por mediadores pró-inflamatórios.

O fator de crescimento transformador beta e a proteína morfogenética óssea 2 promovem a formação de osteófitos e favorecem a esclerose subcondral. Os mediadores pró-inflamatórios e os fatores anabólicos são produzidos localmente pelas células dentro dos tecidos afetados, incluindo condrócitos articulares, fibroblastos sinoviais e células imunes na sinóvia; células inflamatórias na gordura periarticular; e células no osso, como osteoblastos, osteócitos, osteoclastos e células-tronco mesenquimais da medula óssea.[21]

As citocinas são grandes alvos para modificação da doença na OA; no entanto, atualmente não está claro quais citocinas são as principais causadoras da destruição articular e quais estão envolvidas secundariamente.[1]

A OA se manifesta geralmente pela dor e rigidez na(s) articulação(ões) afetada(s). A piora da rigidez pode ser percebida pela manhã ou ao levantar, após ficar sentado por muito tempo e melhora em 30 minutos.[1]

A artralgia está relacionada ao início da OA, mas pode se tornar menos previsível ao longo do tempo e costuma ser desencadeada por alguma movimentação específica, sem grande impacto nas atividades diárias ou sinais de inflamação sistêmica. Além de ser acompanhada de rigidez, pode ser seguida de hipotrofia muscular, crepitação, sensação de falseio e limitação do arco de movimento.[12]

Embora a OA às vezes seja vista como uma doença de piora inevitável, os pacientes podem relatar pouca mudança nos sintomas ao longo de 6 anos de observação.[1]

Conforme já mencionado, a OA acomete predominantemente as articulações dos joelhos e quadril, porém sua manifestação também pode ser mais generalizada, na forma de um subtipo poliarticular menos comum e de início insidioso. O American College of Rheumatology (ACR) e a European League Against Rheumatism (Eular) sugerem que a OA deva ser considerada generalizada se acometer articulações da coluna ou da mão, respectivamente, em associação com o envolvimento de pelo menos outras duas regiões articulares com características clássicas, como nodulações de Heberden e Bouchard (em interfalângicas distais e proximais, respectivamente), mas há também a forma generalizada sem nodulações, que, ao contrário da forma nodal, é mais comum em homens do que em mulheres.[22]

Existe também a forma erosiva da OA, que é mais rara (5 a 10% dos casos) e apresenta um componente genético preponderante, sendo mais comum em mulheres. O diagnóstico é clínico, e os exames de imagem podem auxiliar na avaliação dos pacientes.[12]

CRITÉRIOS DIAGNÓSTICOS E AVALIAÇÃO CINESIOFUNCIONAL

O diagnóstico da OA é clínico, e exames de imagem são necessários para confirmar e graduar o estadiamento da OA. Exames laboratoriais podem ser importantes para diagnóstico diferencial com outras doenças reumatológicas.

O ACR e a Eular recomendam o diagnóstico clínico baseado em sinais, sintomas e exame físico para identificar rapidamente os estágios iniciais da OA e permitir o início precoce do tratamento.[23,24]

Os critérios diagnósticos para OA de joelho de acordo com a ACR são:

- Idade superior a 50 anos.
- Dor no joelho.
- Rigidez matinal com duração de até 30 minutos.
- Presença de crepitação.
- Alargamento ósseo.
- Sensibilidade à palpação na interlinha articular.

Já os critérios diagnósticos da Eular são:[23,24]

- Dor no joelho.
- Rigidez matinal.
- Limitação funcional.
- Crepitação.
- Restrição da amplitude de movimento.
- Alargamento ósseo.

Os critérios diagnósticos clínicos para OA de quadril, de acordo com a ACR, podem seguir dois conjuntos de manifestações clínicas:[23,24]

1. Dor no quadril; rotação interna do quadril < 15 graus; e flexão do quadril < 116 graus.
2. Dor no quadril; rotação interna do quadril < 15 graus associada com dor; rigidez matinal com duração de 60 minutos; e idade superior a 50 anos.

Os critérios diagnósticos para OA de mão de acordo com a ACR são:[23]

- Dor ou rigidez em dedos e mãos.
- Alargamento ósseo em 2 ou mais articulações definidas (segunda e terceira interfalangeanas distais ou proximais e/ou primeira carpometacarpal das duas mãos).
- Alargamento ósseo de 2 ou mais interfalangeanas distais.
- Inchaço em menos de 3 metacarpofalangeanas.
- Deformidade em pelo menos uma das articulações citadas.

A radiografia é um exame rápido e de baixo custo que pode contribuir no diagnóstico e acompanhamento da evolução da OA. No entanto, é importante que profissionais de saúde responsáveis pelo gerenciamento clínico da OA não destaquem crenças limitantes a partir da radiografia (p. ex., "Você sente dor pois está osso com osso" ou "Você não pode realizar determinadas atividades para não piorar o desgaste").

A associação entre alterações estruturais na radiografia e presença de dor é fraca e mais evidente naqueles com dor constante ou alterações estruturais mais graves. Na ressonância magnética não é diferente, e, por definição, a OA é uma alteração da cartilagem articular, osso subcondral e estruturas adjacentes. Dessa forma, lesão degenerativa do menisco, cisto subcondral, tendinopatias, entre outras, são apresentações clínicas comuns em pacientes com OA e não têm relação com pior intensidade dos sintomas. No entanto, alterações específicas como presença de sinovite e lesões no osso subcondral parecem relacionadas com a intensidade da dor.[25]

A Outcome Measures in Rheumatology (Omeract) e a Oarsi desenvolveram um conjunto de medidas indispensáveis para avaliação de desfechos em estudos clínicos e recomendados para prática clínica. Os domínios centrais que deveriam ser avaliados em pacientes de OA são:[26]

- Dor.
- Função física.
- Qualidade de vida.
- Avaliação global do paciente (autorreportada).
- Eventos adversos.

As medidas de desfechos autorreportadas (*patient-reported outcome measures* – PROM) são importantes instrumentos para avaliar e monitorar a evolução clínica considerando a percepção dos próprios pacientes sobre sua capacidade funcional, limitações, dor e qualidade de vida. Para avaliação da OA, alguns PROM já foram validados e traduzidos para o português.[27]

A Escala Numérica da Dor (END) é uma escala de Likert em que o paciente pontua de 0 a 10 a intensidade de sua dor, sendo 0 ausência absoluta de dor e 10 a pior dor possível. Essa simples escala é amplamente utilizada para avaliar a intensidade da dor na percepção do paciente.[27]

O *Knee Injury and Osteoarthritis Outcome Score* (KOOS) é um questionário de autorrelato que avalia sintomas de pessoas com lesão e OA no joelho e foi traduzido e validado para mais de 50 línguas e culturas diferentes. O KOOS contém 42 itens pontuados separadamente em cada uma das 5 dimensões avaliadas: 9 sobre dor (KOOS-D), 7 sobre sintomas (KOOS-S), 17 sobre função de vida diária (KOOS-AVD), 5 sobre função no esporte e lazer (KOOS-Esp/Lazer) e 4 sobre qualidade de vida relacionada ao joelho (KOOS-QV). A pontuação geral e por dimensões do KOOS varia de 0 (problema extremo) a 100 (sem problemas).[27]

O *Western Ontario and McMaster Universities Osteoarthritis Index* (Womac) é um questionário amplamente utilizado para avaliar pacientes com OA de joelho, e o KOOS é uma extensão do Womac com o objetivo de abranger pacientes com OA fisicamente ativos, uma vez que o Womac foi validado para uma população com maiores limitações funcionais. Dessa forma, é possível alcançar a pontuação do Womac com base nas respostas do KOOS.[28]

O *Hip Disability and Osteoarthritis Outcome Score* (HOOS) é composto por 5 subescalas:

1. Dor.
2. Outros sintomas.
3. Função na vida diária.
4. Função em esporte/recreação.
5. Qualidade de vida relacionada ao quadril.

No total, são 40 questões:

- 3 itens são relacionados a sintomas e dificuldades do quadril.
- 2 itens dizem respeito à quantidade de rigidez articular sentida pelo paciente.
- 10 itens se referem à dor no quadril.
- 17 itens dizem respeito à função física (capacidade de se movimentar e de cuidar de si mesmo).
- 4 itens são relacionados à função física quando o paciente está mais ativo.
- Os 4 últimos itens se referem à qualidade de vida relacionada ao quadril.

A pontuação normalizada (em que 100 indica a ausência de sintomas e 0 indica sintomas extremos) é calculada para cada subescala.[29]

O Índice Algofuncional de Lequesne é um questionário para mensuração da dor, distância da caminhada e atividades de vida diária de indivíduos com osteoartrite de joelho e quadril. Possui 11 itens, e sua pontuação total é de 24 pontos. Seu resultado pode ser interpretado da seguinte forma:

- Acima de 14 pontos indica incapacidade extremamente grave.
- 11 a 13 pontos indicam incapacidade muito grave.
- 8 a 10 pontos indicam incapacidade grave.
- 5 a 7 pontos indicam incapacidade moderada.
- 1 a 4 pontos indicam incapacidade mínima.[30]

O *Funcional Index for Hand Osteoarthritis* (FIHOA) contém 10 questões sobre capacidade funcional a partir de algumas situações do cotidiano. O questionário traz uma questão específica dependendo do sexo do paciente (desnecessário na visão dos autores deste capítulo). As respostas são pontuadas em uma escala de Likert de 4 pontos (0 = possível sem dificuldade/3 = impossível). A pontuação do questionário varia de 0 até 30.[31]

Devido a sua cronicidade e limitação funcional progressiva, a OA pode impactar outros aspectos da qualidade de vida do paciente, que sofre influência da maneira como o paciente percebe seu estado de saúde geral, mas também de fatores não relacionados à saúde, como trabalho, família, lazer etc. Dessa forma, o *Short Form Health Survey* (SF-36) é um questionário que aborda aspectos sobre qualidade de vida, já validado para diferentes tipos de populações, inclusive para pacientes com OA. O SF-36 possui 8 escalas que mensuram alguns conceitos de saúde, o funcionamento físico, a dor, a percepção de saúde geral, a limitação por conta do problema de saúde, a vitalidade, a saúde mental, a função social e a limitação por causa do emocional. A pontuação também varia de 0 (estado de saúde menos favorável) a 100 (melhor estado de saúde).[32]

A Oarsi recomenda um conjunto mínimo de testes baseados em desempenho para avaliação da função física objetiva em pacientes com OA de joelho e quadril para pacientes com mais de 40 anos de idade. Esses testes avaliam a capacidade do paciente para caminhar, subir e descer escadas, sentar e levantar de uma cadeira.[33]

O *Timed Up & Go Test* (TUG) é um teste para verificar a mobilidade do paciente, podendo verificar indiretamente força, agilidade e equilíbrio. O paciente inicia sentado em uma cadeira com assento de 44 cm de altura, levanta-se e caminha 3 m, vira-se e retorna para a cadeira. O paciente deve levantar-se da cadeira sem ajuda, mas pode utilizar auxílio para a marcha, como bengala e andador. O paciente deve ser instruído a realizar o teste o mais rápido possível sem correr. Para tanto, realiza duas tentativas de treino e duas tentativas válidas. O melhor resultado será considerado para análise. O resultado esperado para boa mobilidade é um tempo menor que 10 segundos, enquanto maior que 10 segundos indica alteração de mobilidade com possível risco de queda.[33]

O *30 Seconds Chair Stand Test*, ou teste de sentar e levantar da cadeira em 30 segundos, é comumente utilizado em diversas populações para medir indiretamente a força de membros inferiores. O paciente senta e levanta de uma cadeira sem suporte dos braços durante 30 segundos, sendo mensurada a quantidade de repetições completas que conseguiu realizar durante os 30 segundos. O paciente deve ser instruído a realizar o máximo de repetições que conseguir. Para tanto, realiza duas tentativas de treino e duas tentativas válidas.[33]

O *Stair Climb Test* avalia o tempo necessário para o paciente subir e descer escadas. Não existe uma padronização sobre o número ideal de degraus; a maioria dos estudos traz entre 9 e 12 degraus para execução do teste. O paciente pode usar o corrimão ou dispositivo de auxílio da marcha se necessário, deve estar com tênis/sapato apropriado e o teste deve ser interrompido caso desperte alguma preocupação em relação à segurança do paciente durante sua execução. É recomendado um teste de treino, seguido de um teste válido.[33]

O *40 m Fast Paced Walk Test (FPWT)* avalia a velocidade da caminhada em curtas distâncias e mudança de direção. Nesse teste será avaliado o tempo que o paciente demora para percorrer a distância 4 × 10 m, totalizando 40 m. Caso seja necessário, o paciente pode fazer uso de dispositivo de auxílio da marcha para executar o teste. É recomendado um teste de treino, seguido de um teste válido.[33]

INTERVENÇÃO FISIOTERAPÊUTICA

Com a ausência de tratamentos modificadores da doença eficazes para a OA, a atenção se voltou para fornecer orientações eficazes sobre seu manejo, e na última década várias recomendações foram publicadas. As diretrizes de prática clínica auxiliam na tomada de decisões e, portanto, são uma fonte vital de informação para os profissionais de saúde.[3]

O manejo da OA começa com a educação dos pacientes sobre sua história natural, os benefícios do exercício, a perda de peso e as estratégias para reduzir a dor. No geral, o conhecimento do paciente sobre a doença ainda é inadequado.[1]

Os exercícios físicos são amplamente recomendados nas diretrizes para o tratamento não farmacológico da OA. As principais opções terapêuticas recomendadas são exercícios aeróbios (caminhada, bicicleta), exercícios resistidos (máquinas, resistência elástica, pesos livres), treino neuromuscular (controle sensório-motor, instabilidade funcional) e exercícios aquáticos (baixo impacto). No entanto, não fica claro quais as melhores modalidades de exercícios nem qual a dose terapêutica ideal (duração, intensidade e frequência). A recomendação dos exercícios deve ser direcionada para a necessidade e a preferência do paciente, garantindo a individualidade e a adesão à prescrição.[34]

Pesquisadores ressaltam que exercício aeróbico de 150 minutos por semana com intensidade moderada ou 2 dias por semana de atividade física moderada a vigorosa de fortalecimento muscular são benéficos. Além disso, a redução da dor é favorecida quando exercícios específicos de quadríceps são usados em comparação com exercícios gerais de membros inferiores e quando exercícios supervisionados são realizados pelo menos 3 vezes por semana.[35]

Os fisioterapeutas podem auxiliar os pacientes por meio da supervisão do desempenho do exercício para promover êxito e confiança nas habilidades de autocontrole. Para aumentar a adesão ao exercício, deve-se incluir a revisão do progresso em termos de dor e função durante os atendimentos, desenvolver um plano terapêutico que mostre claramente com que frequência o paciente se exercita e especificamente o que deverá fazer, ter metas específicas relacionadas à dor, supervisionar e corrigir técnicas de exercício nos atendimentos subsequentes e ter um acompanhamento por mais de 3 meses após o atendimento inicial, para rever os exercícios e progredir no protocolo domiciliar, além da utilização de exercícios comportamentais graduais (exercícios que são gradualmente aumentados na vida diária).[35]

A perda de peso tem sido amplamente recomendada para o tratamento da OA de joelho e quadril. Existe uma dose-resposta entre a perda de peso e a melhora dos sintomas e da capacidade funcional, em que a perda > 5% do peso corporal está associada com mudança dos desfechos clínicos e mecânicos na OA. Os benefícios do emagrecimento são maiores quando associados ao exercício terapêutico.[34]

As técnicas de terapia manual apresentam poucos benefícios (drenagem linfática manual, massagem, mobilização/manipulação, tração manual) quando comparadas ao exercício individualizado no controle dos sintomas da OA de joelho, sendo muito recomendadas pelo ACR. Sobre a *Kinesio taping*, a Oarsi não recomenda seu uso, entretanto a ACR recomenda o uso condicionalmente. A Oarsi ressalta um mecanismo biológico com nenhuma eficácia para apoiar o uso da acupuntura (a *laser* e eletroacupuntura). A qualidade geral da evidência para modalidades térmicas é classificada como muito baixa e baixa pela ACR. Pacientes com OA de joelho têm preferências individuais em relação à terapia de calor, frio ou contraste na melhora da dor e função física.

As diretrizes da Oarsi não recomendam o uso de laserterapia, porém a literatura aponta evidências contrastantes sobre aplicação do *laser* de baixa intensidade. A ACR recomenda condicionalmente a utilização do ultrassom terapêutico, mas os terapeutas precisam fornecer uma explicação completa e clara dos benefícios, danos e encargos do tratamento ao paciente. A Oarsi corrobora a informação de que existe uma qualidade de evidência muito baixa para o uso da estimulação elétrica transcutânea, e a ACR não recomenda esse tratamento em todos os pacientes com OA.[35]

Devido a eventos adversos mínimos e leves, os anti-inflamatórios (Aine) não esteroides tópicos são os pilares do tratamento farmacológico, fortemente recomendados como tratamento de primeira linha nas diretrizes Oarsi e ACR. A Oarsi também recomenda o uso de Aine tópicos para pacientes com comorbidades gastrointestinais ou cardiovasculares e pacientes com fragilidade.

Além dos Aine tópicos, as diretrizes da ACR recomendam fortemente o uso de Aine orais e injeções intra-articulares de glicocorticoides, que proporcionam alívio temporário da dor.[35]

Glucosamina e sulfato de condroitina, nutracêuticos que são comumente utilizados por pacientes com OA de joelho, necessitam de evidências científicas para fundamentar seu uso. Ambos foram fortemente não aconselhados no tratamento de OA de joelho pela ACR, e a Oarsi os classifica como o nível mais baixo de recomendação.[1]

A substituição da articulação é altamente eficaz na OA avançada de joelho e quadril.[7] É recomendada para casos mais graves. Embora a substituição da articulação do joelho tenha se mostrado eficaz no manejo dos sintomas, essa cirurgia pode não ser adequada para todos os pacientes, pois até 20% deles relatam sintomas persistentes no pós-operatório. Além disso, ela é convencionalmente realizada após anos de sintomas dolorosos e perda de função mesmo com tratamento médico corretamente conduzido.[3] Baixa a moderada qualidade de evidências apontam que 8 semanas ou mais de exercício podem melhorar os resultados funcionais e físicos em indivíduos submetidos a artroplastia total do joelho.[35]

CONSIDERAÇÕES FINAIS

A OA tem como característica clínica sua evolução lenta, progressiva, cronicidade dos sintomas e irreversibilidade. Atualmente, vivencia-se um processo de envelhecimento populacional somado com o aumento da expectativa de vida, o que culminará no aumento relativo e absoluto do número de pessoas em risco de desenvolver OA. Por isso, profissionais da saúde, incluindo fisioterapeutas, precisam desenvolver estratégias de tratamento proativo para controle antecipado da OA, e não apenas reativo à exacerbação dos sintomas.

Isso só é possível com rápido diagnóstico no ambiente clínico, implementação das melhores terapêuticas baseadas em evidências (controle de peso, exercício e educação em saúde) e acompanhamento de longo prazo.

CASO CLÍNICO

Hipótese diagnóstica: sobrecarga mecânica e lesão degenerativa do menisco medial esquerdo.

Paciente S. P. S., sexo masculino, 75 anos, aposentado, apresenta queixa de dor em joelho esquerdo ao caminhar, agachar e permanecer em bipedestação. O paciente apresenta desalinhamento de tíbia esquerda em varo decorrente de fratura prévia, levando ao desalinhamento do joelho em varo e aumentando a compressão do compartimento medial do joelho. Além disso, apresenta rotação medial de fêmur, levando a desalinhamento patelar e a aumento do vetor de tração lateral patelar e consequentemente maior estresse compressivo.

Somado ao desalinhamento, o encurtamento de isquiotibiais e do gastrocnêmio contribui para hiperextensão de joelho, potencializando a compressão patelar, além do encurtamento do reto femoral, tracionando a patela superiormente.

O paciente apresenta trofismo e força muscular reduzidos em quadril e joelho E, comprometendo a estabilidade dinâmica do joelho durante a marcha, acentuando o varo e a hiperextensão, levando a estresse na cápsula posterior e aumentando ainda mais a compressão nas estruturas intra-articulares mediais do joelho. O desalinhamento do joelho também contribui para deslizamento inadequado da patela, que, juntamente com sua mobilidade reduzida, aumenta o estresse em compressão da patela sobre a tróclea, que se acentua durante o agachamento.

Quadro 1 Objetivos, condutas e recomendações de prática clínica

Objetivos	Condutas	Recomendações (Oarsi e ACR)
1. Promover condicionamento físico	▪ Cicloergômetro, marcha estacionária e socos no ar. ▪ Orientações quanto à prática de atividade física de hidroginástica.	▪ Exercícios aeróbicos (caminhada e bicicleta). ▪ Exercícios aquáticos (baixo impacto).
2. Reduzir o quadro álgico da região anterior e posterior do joelho esquerdo.	▪ Ultrassom terapêutico. ▪ Orientações quanto aos hábitos alimentares para o controle do peso corporal.	A ACR recomenda condicionalmente o uso (ou seja, a terapia é considerada sensível às preferências dos pacientes). Existe uma dose-resposta entre a perda de peso e a melhora dos sintomas e da capacidade funcional, em que a perda > 5% do peso corporal está associada com mudança dos desfechos clínicos e mecânicos na OA.
3. Favorecer o alinhamento postural da pelve, tronco e membros inferiores.	▪ Mobilização/ manipulação, tração manual. ▪ *Kinesio taping.*	Técnicas de terapia manual e a *Kinesio taping* apresentam poucos benefícios quando comparadas ao exercício individualizado no controle dos sintomas da OA de joelho. A ACR recomenda condicionalmente o uso delas (ou seja, as terapia são consideradas sensíveis às preferências dos pacientes).

(continua)

Quadro 1 Objetivos, condutas e recomendações de prática clínica *(continuação)*

Objetivos	Condutas	Recomendações (Oarsi e ACR)
4. Ganhar extensibilidade de reto femoral, tensor da fáscia lata e musculatura da cadeia posterior, isquiotibiais e gastrocnêmio bilateralmente.	▪ Alongamentos passivos. ▪ Inibição autogênica e recíproca.	Exercícios de membros inferiores, supervisionados pelo menos 3 vezes por semana.
5. Melhorar e manter a força muscular de flexores de quadril, abdutores e adutores de quadril, flexores e extensores de joelho bilateralmente.	▪ Exercícios ativo-resistidos. ▪ Exercícios comportamentais graduais (subir e descer escadas).	Exercícios específicos de quadríceps favorecem a redução da dor comparados com exercícios gerais de membros inferiores realizados e supervisionados pelo menos 3 vezes por semana e exercícios que são gradualmente aumentados na vida diária.
6. Treinar marcha e restabelecer propriocepção.	Treino de marcha para a frente com dupla tarefa, em zigue-zague, com obstáculos, marcha retrógrada e *tandem*. Circuito proprioceptivo inicialmente em planos estáveis, apoio bipodal, evoluindo para planos instáveis e apoio unipodal.	Treino neuromuscular (controle sensório-motor, instabilidade funcional).

ACR: American College of Rheumatology; OA: osteoartrite; Oarsi: Osteoarthritis Research Society International.
Fonte: elaborado pelos autores.

REFERÊNCIAS BIBLIOGRÁFICAS

1. Katz JN, Arant KR, Loeser RF. Diagnosis and treatment of hip and knee osteoarthritis: a review. JAMA. 2021 Feb 9;325(6):568-78.
2. Wibelinger L. Fisioterapia em reumatologia. Rio de Janeiro: Revinter; 2015.
3. Arden NK, Perry TA, Bannuru RR, Bruyère O, Cooper C, Haugen IK, et al. Non-surgical management of knee osteoarthritis: comparison of Esceo and Oarsi 2019 guidelines. Nat Rev Rheumatol. 2021 Jan;17(1):59-66.
4. Hawker G. Osteoarthritis as a serious disease. Osteoarthritis Research Society International. 2016.

5. Srikanth VK, Fryer JL, Zhai G, Winzenberg TM, Hosmer D, Jones G. A meta-analysis of sex differences prevalence, incidence, and severity of osteoarthritis. Osteoarthritis Cartilage. 2005 Sep;13(9):769-81.
6. Jordan JM, Helmick CG, Renner JB, Luta G, Dragomir AD, Woodard J, et al. Prevalence of hip symptoms and radiographic and symptomatic hip osteoarthritis in African Americans and Caucasians: the Johnston County Osteoarthritis Project. J Rheumatol. 2009 Apr;36(4):809-15.
7. Haugen IK, Englund M, Aliabadi P, Niu J, Clancy M, Kvien TK, et al. Prevalence, incidence, and progression of hand osteoarthritis in the general population: the Framingham Osteoarthritis Study. Ann Rheum Dis. 2011 Sep;70(9):1581-6.
8. Peat G, Thomas MJ. Osteoarthritis year in review 2020: epidemiology & therapy. Osteoarthritis Cartilage. 2021 Feb;29(2):180-9.
9. Leopoldino AAO, Bertolini FM, Mesquita JVD, Cousin E, Passos VM de A. Aumento da carga de osteoartrite no Brasil de 2000 a 2017: resultados do Estudo Global de Carga de Doenças (GBD), 2017. Acta Fisiátr. 2020 Jun;27(2):76-81.
10. Dieleman JL, Cao J, Chapin A, Chen C, Li Z, Liu A, Horst C, et al. US Health Care Spending by Payer and Health Condition, 1996-2016. JAMA. 2020 Mar 3;323(9):863-84.
11. Losina E, Weinstein AM, Reichmann WM, Burbine SA, Solomon DH, Daigle ME, et al. Lifetime risk and age at diagnosis of symptomatic knee osteoarthritis in the US. Arthritis Care Res (Hoboken). 2013 May;65(5):703-11.
12. Liu DJJ, Falcão LFR. Manual de reumatologia. São Paulo: Guanabara Koogan; 2020.
13. Wang H, Bai J, He B, Hu X, Liu D. Osteoarthritis, and the risk of cardiovascular disease: a meta-analysis of observational studies. Sci Rep. 2016 Dec 22;6:39672.
14. Veronese N, Cereda E, Maggi S, Luchini C, Solmi M, Smith T, et al. Osteoarthritis and mortality: a prospective cohort study and systematic review with meta-analysis. Semin Arthritis Rheum. 2016 Oct;46(2):160-7.
15. Hsu PS, Lin HH, Li CR, Chung WS. Increased risk of stroke in patients with osteoarthritis: a population-based cohort study. Osteoarthritis Cartilage. 2017 Jul;25(7):1026-31.
16. Brouwer GM, Van Tol AW, Bergink AP, Belo JN, Bernsen RM, Reijman M, et al. Association between valgus and varus alignment and the development and progression of radiographic osteoarthritis of the knee. Arthritis Rheum. 2007 Apr;56(4):1204-11.
17. Wood MJ, Leckenby A, Reynolds G, Spiering R, Pratt AG, Rankin KS, et al. Macrophage proliferation distinguishes 2 subgroups of knee osteoarthritis patients. JCI Insight. 2019 Jan 24;4(2):e125325.
18. Orlowsky EW, Kraus VB, Orlowsky EW, Kraus VB. The role of innate immunity in osteoarthritis: when our first line of defense goes on the offensive. J Rheumatol. 2015 Mar;42(3):363-71.
19. Scanzello CR, Goldring SR. The role of synovitis in osteoarthritis pathogenesis. Bone. 2012 Aug;51(2):249-57.
20. van den Bosch MHJ, van Lent PLEM, van der Kraan PM. Identifying effector molecules, cells, and cytokines of innate immunity in OA. Osteoarthritis Cartilage. 2020 May;28(5):532-43.
21. Lieberthal J, Sambamurthy N, Scanzello CR. Inflammation in joint injury and post-traumatic osteoarthritis. Osteoarthritis Cartilage. 2015 Nov;23(11):1825-34.
22. Kloppenburg M, Kroon FP, Blanco FJ, Doherty M, Dziedzic KS, Greibrokk E, et al. 2018 update of the EULAR recommendations for the management of hand osteoarthritis. Ann Rheum Dis. 2019 Jan;78(1):16-24
23. Altman R, Asch E, Bloch D, Bole G, Borenstein D, Brandt K, et al. Development of criteria for the classification and reporting of osteoarthritis. Classification of osteoarthritis of the knee. Diagnostic and Therapeutic Criteria Committee of the American Rheumatism Association. Arthritis Rheum. 1986 Aug;29(8):1039-49.

24. Zhang W, Doherty M, Peat G, Bierma-Zeinstra MA, Arden NK, Bresnihan B, et al. Eular evidence-based recommendations for the diagnosis of knee osteoarthritis. Ann Rheum Dis. 2010 Mar;69(3):483-9.
25. Neogi T, Felson D, Niu J, Nevitt M, Lewis CE, Aliabadi P, et al. Association between radiographic features of knee osteoarthritis and pain: results from two cohort studies. BMJ. 2009 Aug 21;339:b2844.
26. Smith TO, Hawker GA, Hunter DJ, March LM, Boers M, Shea BJ, et al. The Omeract-Oarsi core domain set for measurement in clinical trials of hip and/or knee osteoarthritis. J Rheumatol. 2019 Aug;46(8):981-9.
27. Almeida GPL, da Costa RMO, Albano TR, Tavares MLA, Marques AP. Translation, cross-cultural adaptation, validation and responsiveness in the Brazilian Portuguese version of the Knee Injury and Osteoarthritis Outcome Score (KOOS-BR). Knee Surg Sports Traumatol Arthrosc. 2022;30(10):3343-9.
28. Roos EM, Roos HP, Lohmander LS, Ekdahl C, Beynnon BD. Knee Injury and Osteoarthritis Outcome Score (KOOS): development of a self-administered outcome measure. J Orthop Sports Phys Ther. 1998;28(2):88-96.
29. Machado RK, Casagrande AA, Pereira GR, Vissoci JRN, Pietrobon R, Ferreira APB. Hip disability and osteoarthritis outcome score (HOOS): um estudo de validação intercultural da versão na língua portuguesa. Rev Bras Ortop. 2019;54(3):282-7.
30. Marx FC, Oliveira LM, Bellini CG, Ribeiro MCC. Tradução e validação cultural do questionário algofuncional de Lequesne para osteoartrite de joelhos e quadris para a língua portuguesa. Rev Bras Reumatol. 2006;46(4):253-60
31. de Azevedo FVA, Rocha HAL, Jones A, Natour J, da Rocha FAC. Translation, cultural adaptation and reproducibility of a Portuguese version of the Functional Index for Hand OsteoArthritis (FIHOA). Adv Rheumatol. 2021 Jun 5;61(1):30.
32. Ciconelli RM, Ferraz MB, Santos W, Meinão I, Quaresma MR. Tradução para a língua portuguesa e validação do questionário genérico de avaliação de qualidade de vida SF-36 (Brasil SF-36). Revista Brasileira de Reumatologia. 1999; 39(3):143-50.
33. Dobson F, Hinman RS, Roos EM Abbott JH, Stratford P, Davis AM, et al. Oarsi recommended performance-based tests to assess physical function in people diagnosed with hip or knee osteoarthritis. Osteoarthritis Cartilage. 2013 Aug;21(8):1042-52.
34. Kolasinski SL, Neogi T, Hochberg MC, Oatis C, Guyatt G, Block J, et al. American College of Rheumatology / Arthritis Foundation Guideline for the Management of Osteoarthritis of the Hand, Hip, and Knee. Arthritis Care Res (Hoboken). 2020 Feb;72(2):149-62.
35. Dantas LO, Salvini TF, McAlindon TE. Knee osteoarthritis: key treatments and implications for physical therapy. Braz J Phys Ther. 2021 Mar-Apr;25(2):135-6.

3

Fisioterapia na artrite reumatoide e artrite idiopática juvenil

Lia Mara Wibelinger
Lilian Regiani Merini

INTRODUÇÃO

A artrite reumatoide (AR) é uma doença crônica, inflamatória, autoimune, e que se apresenta, de forma típica, com envolvimento simétrico das articulações periféricas caracterizado por dor, edema e rigidez matinal, além de fadiga.[1]

As manifestações clínicas podem ter início em qualquer idade, mas são observadas com maior frequência entre a quarta e a quinta décadas de vida, podendo apresentar desde manifestações mais brandas, de menor duração, a quadros de poliartrite progressiva e destrutiva, associada a vasculite e outras manifestações extra-articulares.[2]

A artrite idiopática juvenil (AIJ) é a doença reumática mais comum na infância[3] e pode se manifestar até os 16 anos, sendo que evolui com o avanço da idade. O quadro clínico pode incluir manifestações sistêmicas, febre, surtos inflamatórios e musculoesqueléticos, incluindo dor, calor, rubor, tumefação e perda de função, rigidez, cãibras, tenossinovite, contraturas, atrofias e fraquezas musculares, resultando em incapacidade funcional e mal-estar generalizado.[4-6]

O acompanhamento de uma equipe multiprofissional é muito importante, pois além das queixas físicas, esses pacientes também podem apresentar ansiedade e depressão, que, muitas vezes, refletem no desempenho corporal. A fisioterapia utiliza-se de vários recursos terapêuticos, objetivando a prevenção de incapacidade funcional, o alívio dos sintomas decorrentes do quadro clínico das artrites e a melhora da qualidade de vida.

EPIDEMIOLOGIA E CARACTERÍSTICAS CLÍNICAS

A prevalência estimada da AR é de 1% da população mundial, sendo que, no Brasil, varia de 0,2 a 1% da população.[7]

A artrite reumatoide apresenta manifestações articulares como dor, edema, derrames em grandes articulações, rigidez matinal, atrofia muscular periarticular e as deformidades.[8] Todas as articulações sinoviais podem ser acometidas, mas é mais frequente nas metacarpofalangianas (MCF), interfalangianas proximais (IFP) das mãos e dos pés, articulações carpais, articulação radioulnar distal e radiocarpal.[9,10]

Na AIJ, o acometimento articular é mais frequente nas articulações do joelho, quadril e tornozelo. Entre as principais manifestações extra-articulares, estão febre persistente, *rash* cutâneo (manchas de pele), linfadenopatia, hepatoesplenomegalia, uveíte, serosite, psoríase, pericardite, comprometimento nutricional, retardo do crescimento e puberdade tardia, entre outras.[11]

Quando observada a articulação do joelho nas crianças e adolescentes com AIJ, verificou-se a diminuição da força muscular em relação a seus pares sem a doença.[12] Estão sujeitos a maiores implicações biomecânicas articulares e a maior risco de lesões cartilaginosas,[13] sendo que os músculos envolvidos nessas articulações desempenham um papel muito importante na estabilidade e na prevenção de lesões.[14]

CRITÉRIOS DIAGNÓSTICOS E AVALIAÇÃO

O diagnóstico da artrite reumatoide é estabelecido considerando-se os achados clínicos e os exames complementares. Nenhum teste isolado, seja laboratorial, de imagem ou histopatológico, confirma o diagnóstico.[15]

A artrite idiopática juvenil pode apresentar diagnóstico diferencial com outras doenças, como febre reumática, infecções, distúrbios hematológicos, desordens inflamatórias sistêmicas, síndromes autoinflamatórias, doenças malignas, fibromialgia e outras patologias.[16]

A realização de uma avaliação fisioterapêutica criteriosa é muito importante para determinar um diagnóstico cinético-funcional preciso e prescrever uma conduta fisioterapêutica adequada. Também é necessário que as condições clínicas sejam analisadas, assim como considerar no tratamento o uso de recursos que apresentem evidência científica.

Para avaliar a efetividade do tratamento da AR é recomendado o uso de ferramentas que avaliam a melhora da capacidade funcional pós-intervenção. Dentre os instrumentos citados na literatura, destaca-se o Health Assessment Questionnaire (HAQ). Em uma revisão sistemática[17] dos 17 artigos avaliados, treze citaram o HAQ como um instrumento viável para avaliar a qualidade de vida de pacientes com AR, após intervenção de programa de exercícios terapêuticos.

Algumas crianças com AIJ podem apresentar baixa performance física e comprometimento das capacidades aeróbia e anaeróbia, levando a limitação na capacidade de executar as atividades de vida diária e esportivas.[18] Para a realização do programa de reabilitação, é necessária uma avaliação adequada, pois o comprometimento articular, as disfunções cardíacas e as autonômicas colaboram para a reduzida capacidade cardiovascular.[19-21]

INTERVENÇÃO

Cada vez mais a fisioterapia é recomendada para o tratamento de doenças reumáticas, particularmente nos casos de AR que, agregada ao tratamento medicamentoso, são percebidos resultados favoráveis.[22]

A fisioterapia é importante em todas as fases da doença e objetiva a preservação e restauração da habilidade funcional geral, melhorando a mobilidade articular, a força muscular, a resistência, a flexibilidade e a capacidade aeróbia. O tratamento fisioterapêutico inclui aplicação de termoterapia, eletroestimulação e fisioterapia aquática.[23]

O ultrassom terapêutico (US) é um recurso muito utilizado na prática clínica da fisioterapia com objetivo de diminuir a dor, bem como atenuar os efeitos da inflamação, auxiliando na regeneração tecidual. Outro fato a ser apontado é o tamanho da área de aplicação. Deve-se lembrar que, na AR, o comprometimento de pequenas articulações das mãos é comum, assim a escolha do tamanho do cabeçote para essa área é fundamental; indica-se cabeçote com área efetiva de radiação (ERA) reduzida.[24]

O *laser* de baixa intensidade, a hidroterapia e a massagem terapêutica apresentam efeito positivo para o alívio do quadro álgico e melhora da qualidade de vida e da funcionalidade de pacientes com AR.[25]

Dentre os vários aspectos que impactam a qualidade de vida dos pacientes com AR, um deles é a diminuição da força de preensão palmar, em virtude de um desuso do membro afetado decorrente da degeneração articular e do desequilíbrio ligamentar e muscular, provenientes da inflamação persistente.[26]

Um estudo envolveu 52 mulheres com AR e teve como objetivo avaliar os efeitos dos exercícios isotônicos e isométricos na dor, nas funções da mão, na qualidade de vida e na força muscular do punho, sendo que um grupo realizou tratamento de força muscular isotônica e o outro, de forma isométrica, durante seis semanas. Verificou-se que ambos os grupos obtiveram resultados positivos na qualidade de vida, funções da mão e na força muscular, não apresentando diferenças estatísticas em nenhum dos parâmetros avaliados.[27]

A eficácia de exercícios de fortalecimento do punho foi comprovada por estudo que analisou 20 mulheres diagnosticadas com AR e deformidades na mão; as pacientes foram divididas em dois grupos, um controle e outro que realizou 20 sessões de fisioterapia, com exercícios que promoveram a força do punho, a coordenação da mão e a força de pinçamento dos dedos. O grupo que realizou a fisioterapia obteve ganhos significativos na funcionalidade e na força da mão.[28]

O American College of Sports Medicine (ACSM) recomenda que o exercício terapêutico tenha duração de 20 minutos ou mais, realizado duas vezes por semana e com aumento de 60% da frequência cardíaca (FC), de acordo com a idade, a fim de apresentar efeitos clínicos desejáveis sem piora da atividade da AR e sem causar dor.[29]

Atividades aeróbicas também são bem aceitas no programa de tratamento em pacientes com AR, destacando-se bicicleta, caminhada, corrida, hidroginástica e natação, melhorando o condicionamento cardiovascular e auxiliando na prevenção de limitações ocasionadas pela AR.[30]

A hidrocinesioterapia é uma das intervenções mais promissoras, promovendo alívio da dor, relaxamento muscular, flexibilidade e preservação/restauração da capacidade funcional. As propriedades da água permitem a movimentação da musculatura dolorida, mobilizando-a e fortalecendo-a por meio de exercícios específicos.[31]

Um estudo utilizou a hidrocinesioterapia em uma paciente do sexo feminino, 12 anos de idade, avaliando a dor, o trofismo e a força muscular; após dez atendimentos na piscina aquecida, houve diminuição da dor de moderada para leve, aumento do trofismo muscular em 1 cm dos braços direito e esquerdo e da coxa direita, além de aumento no pico de torque dos músculos extensores e flexores de quadril.[32]

Um estudo de caso com uma jovem de 19 anos e que realizou 144 atendimentos, por um ano, três vezes por semana, em água aquecida a 33 graus, obteve aumento da amplitude de movimento articular na maioria das articulações avaliadas e melhora nos índices de qualidade de vida, na dor e diminuição das dificuldades nas atividades de vida diária.[33]

Wibelinger e Borges[34] referem que ainda não está estabelecido um protocolo ideal de exercícios para esses pacientes, porém, em todos os estudos, o uso da piscina aquecida, associado às propriedades físicas da água, acarretou ganhos significativos aos pacientes com AR.

Um estudo controlado, randomizado, cego, com 80 indivíduos com AIJ, idades entre 8 e 16 anos, examinou a eficácia do treinamento aeróbio de alta intensidade em comparação com o treinamento de baixa intensidade, em termos de custo energético da locomoção, captação de oxigênio de pico, potência de pico e função física autorrelatados. Não houve diferença significativa ao final do treinamento, no entanto, os resultados sugerem que programas de atividade com ou sem um componente de treinamento aeróbio são seguros e podem resultar em importante melhora na função física, podendo sugerir que regimes menos intensivos são mais fáceis para crianças com AIJ e proporcionam um grau de benefício equivalente ao dos programas intensivos.[35]

Um programa de treinamento orientado baseado em vídeo apresentou benefícios de saúde semelhantes a um programa de treinamento orientado tradicional, mas os videogames pareciam ter um efeito motivador maior no comportamento do paciente.[36]

Estudo de Calik verificou que a prática de exercícios de pilates clínico aumentou a mobilidade em crianças e adolescentes com AIJ, tornando-os mais ativos na realização das atividades diárias.[37]

Um estudo que envolveu 50 participantes com AIJ e que dividiu a amostra em dois grupos: grupo I (n = 25), em que os participantes receberam um programa de exercícios convencionais por 6 meses; e grupo II (n = 25), participaram de um programa de exercícios de pilates por 6 meses. Os resultados apontam que os exercícios de pilates foram mais eficazes quando comparados ao programa de exercícios convencional. Os participantes do grupo II apresentaram melhora significativa na intensidade da dor.[38]

Um programa de intervenção baseado na fisioterapia convencional com atenção focada em exercícios de estabilidade do *core* pareceu produzir maiores benefícios do que um programa somente de fisioterapia convencional.[39]

É muito importante que as crianças e os familiares participem de um programa de orientação e educação para aprender a conviver e se adaptar a algumas limitações impostas pela fisiopatologia da doença, assim como no enfrentamento da doença e na adesão a programas de reabilitação.

CONSIDERAÇÕES FINAIS

A fisioterapia tem papel fundamental no tratamento da AR e da AIJ, principalmente na diminuição da dor, no ganho de força muscular e de mobilidade articular, na capacidade funcional e na qualidade de vida. Dentre os recursos utilizados no tratamento, estão a cinesioterapia (exercícios isométricos e de força muscular) a hidroterapia e a eletrotermofototerapia.

Na AIJ, grande parte dos estudos se refere à hidroterapia como um dos recursos terapêuticos mais eficazes para o alívio e o tratamento da sintomatologia.

CASO CLÍNICO

Paciente L. A., 58 anos, sexo feminino, com diagnóstico médico de artrite reumatoide, apresenta queixas atuais de dor nos pés durante a marcha e limitação dos movimentos da mão por causa de deformidades nos dedos. Ao exame físico, observa-se a presença de calosidade na base da falange distal do hálux, com dor à palpação da cabeça do I metatarso, bilateralmente. Deformidades em pescoço de cisne de dedos em ambas as mãos. Avaliação funcional da marcha evidencia diminuição dos movimentos nas articulações dos membros inferiores durante todo o ciclo, sem comprometimento da mobilização passiva compatível com tais restrições. Paciente com deformidades compatíveis com o quadro de AR apresentando limitação de mobilidade em articulações distais que comprometem a funcionalidade.

Quadro 1 Objetivos e condutas do tratamento

Analgesia em cabeça de I metatarso, bilateralmente	Educação em saúde sobre a deformidade dessa articulação, orientação de busca de profissional que trate do calo de forma correta, orientação de uso de calçado adequado ao pé e deformidade existente, TENS para analgesia local, dessensibilização com materiais de texturas variadas.
Proteger articulações e prevenir a progressão das deformidades	Orientações sobre cuidados para AVD e ambiente domiciliar: altura de prateleiras, manejo de objetos pesados, adequação do vaso sanitário e chuveiro. Economia de energia e diminuição de sobrecargas.
Preservar a mobilidade de mãos e pés e melhorar a funcionalidade de mãos e pés	Mobilizações passivas e ativas dos membros, mobilização ativo-assistida de mãos e pés em água morna, pela manhã, para controle da rigidez matinal e estimulação sensorial de pés, com diferentes superfícies e texturas, especialmente das articulações distais. Liberação de fáscia palmar/plantar e massagem em pé + recrutamento e ativação de músculos intrínsecos e extrínsecos de mãos e pés.
Adequar dispositivo auxiliar de marcha	Adequação da altura, assim como empunhadura e utilização do dispositivo auxiliar de marcha de forma correta.
Melhorar a eficiência e a biomecânica da marcha	Melhorar a propriocepção de pé, fortalecer pés e MMII, treino de marcha com olhar para a especificidade da deformidade já existente da paciente.

AVD: atividades de vida diária; MMII: membros inferiores; TENS: estimulação elétrica nervosa transcutânea.
Fonte: elaborado pelas autoras.

REFERÊNCIAS BIBLIOGRÁFICAS

1. Smolen JS, Aletaha D, McInnes IB. Rheumatoid arthritis. Lancet. 2016;388:2023-38.
2. Tehlirian CV, Bathon JM. Rheumatoid arthritis: clinical and laboratory manifestations. In: Stone JH, Crofford LJ, White PH. Primer on the rheumatic diseases. 30.ed. New York: Springer; 2008. p.114-21.
3. Tsai HY, et al. Initial manifestations and clinical course of systemic onset juvenile idiopathic arthritis: a ten-year retrospective study. Journal of the Formosan Medical Association. 2012;111(10):542-9.
4. Wibelinger LM. Fisioterapia em reumatologia. 2.ed. Rio de Janeiro: Revinter; 2015.
5. Tugal-Tutkun I, Quartier P, Bodaghi B. Disease of the year: juvenile idiopathic arthritis-associated uveitis – classification and diagnostic approach. Ocul Immunol Inflamm. 2014;22(1):56-63.
6. Ravelli A, Martini A. Juvenile idiopathic arthritis. Lancet. 2007;369(9563):767-78.
7. Alamanos Y, Voulgari PV, Drosos A. A. Incidence and prevalence of rheumatoid arthritis, based on the 1987 American College of Rheumatology criteria: a systematic review. Semin Arthritis Rheum. 2006; 36:182-8.
8. Sato EI, Ciconelli RM. Artrite reumatóide. Rev Bras Med. 2000;57:97-101.
9. Ferreira LRF, Pestana PR, Oliveira J, Ferrari RAM. Efeitos da reabilitação aquática na sintomatologia e qualidade de vida de portadoras de artrite reumatoide. Fisioter Pesqui. 2008;15(2):136-41.
10. Iversen MD, Fossel AH, Ayers K, Palmsten A, Wang H, Daltroy LH. Predictors of exercise behavior in patients with rheumatoid arthritis 6 months following a visit with their rheumatologist. Phys Ther. 2004;84:706-16.
11. Leal T et al. Manifestações extraarticulares da Artrite Idiopática Juvenil: relato de caso. Brazilian Journal of Development. 2020;6(11):85948-57.
12. Sandstedt E, Fasth A, Eek MN, Beckung E. Muscle strength, physical fitness and well-being in children and adolescents with juvenile idiopathic arthritis and the effect of an exercise programme: a randomized controlled trial. Pediatr Rheumatol Online J. 2013;11(1):1-7.
13. Myer GD, Brunner HI, Melson PG, Paterno MV, Ford KR, Hewett TE. Specialized neuromuscular training to improve neuromuscular function and biomechanics in a patient with quiescent juvenile rheumatoid arthritis. Phys Ther. 2005;85(8):791-802.
14. Batista JS, Martins AD, Wibelinger LM. Avaliação da força muscular (torque muscular) de flexores e extensores de joelho de indivíduos jovens. EFDeportes. 2012;17(168):1-3.
15. Da Mota LMH et al. Diretrizes para o tratamento da artrite reumatoide. Revista Brasileira de Reumatologia, São Paulo. 2013;53(2):158-83.
16. Pires CAB, et al. Artrite idiopática juvenil relacionada à entesite: uma revisão de literatura. Rev. UNINGÁ, Maringá. 2019;56(4):21-37.
17. De Souza AT, Merini LR, Furtado SC. Métodos de avaliação da qualidade de vida em portadores de artrite reumatoide após intervenção cinesioterapêutica: uma revisão sistemática. Ponta Grossa: Atena Editora; 2019.
18. Takken T, Hemel A, Van der Net J, Helders PJM. Relationship between functional ability and physical fitness in juvenile idiopathic patients. Scand J Rheumatol. 2003;32:174-8.
19. Takken T, Hemel A, Van der Net J, Helders PJM. Aerobic fitness in children with juvenile idiopathic arthritis: a systematic review. J Rheumatol. 2002;29:2643-7.
20. Bernstein B, Takahashi M, Hanson V. Cardiac involvement in juvenile rheumatoid arthritis. J Pediatr. 1974;85:313-7.
21. Bharti BB, Kumar S, Kapoor A, Agarwal A, Mishra R, Sinha N. Assessment of left ventricular systolic and diastolic function in juvenile rheumatoid arthritis. J Postgrad Med. 2004;50:262-7.
22. Hammond A, Young A, Kidao R. A randomized controlled trial of occupational therapy for people with early rheumatoid arthritis. Ann Rheum Dis. 2004;63:23-30.

23. Kavuncu V, Evcik D. Physiotherapy in rheumatoid arthritis. MedGenMed. 2004;6(2):3.
24. Leite APB, et al. Efetividade e segurança do ultrassom terapêutico nas afecções musculoesqueléticas: overview de revisões sistemáticas Cochrane Acta Fisiátrica. 2013;20(3):157-60.
25. Pereira LPS, Maia, MS. Principais abordagens fisioterapêuticas no tratamento de artrite reumatoide: uma revisão bibliográfica. Research, Society and Development. 2021;10(12):e439101220846.
26. Schnornberger CM, Jorge MSG, Wibelinger LM. Efeitos da cinesioterapia na força de preensão palmar, na dor e na qualidade de vida de mulheres com artrite reumatoide. Rev Ter Ocup Univ São Paulo. 2017;28(3):325-32.
27. Dogu B, Sirzai H, Yilmaz F, Polat B, Kuran B. Effects of isotonic and isometric hand exercises on pain, hand functions, dexterity and quality of life in women with rheumatoid arthritis. Rheumatol Int. 2013;33:2625-30.
28. Cima SR, Barone A, Porto JM, de Abreu DC. Strengthening exercises to improve hand strength and functionality in rheumatoid arthritis with hand deformities: a randomized, controlled trial. Rheumatol Int. 201333:725-32.
29. Garber CE, et al. Quantity and quality of exercise for developing and maintaining cardiorespiratory, musculoskeletal, and neuromotor fitness in apparently healthy adults: guidance for prescribing exercise. Medicine & Science in Sports & Exercise. 2011;43(7):1334-59.
30. Vlieland TPMV. Rehabilitation of people with rheumatoid arthritis. Best Practice & Research Clinical Rheumatology 2003;17(5):847-61.
31. Wibelinger LM. Fisioterapia em Reumatologia. 2.ed. Rio de Janeiro: Revinter; 2015.
32. Jorge M, Vogelmann S, Wibelinger L. Effects of hydrokinesiotherapy in pain, trophism and muscle strength in a child with juvenile idiopathic arthritis. Case report. BrJP. 2019;2(1)88-92.
33. Degani AM, Villa OS. Amplitude de movimento articular e qualidade de vida relacionada à saúde de portador de artrite idiopática juvenil submetido à fisioterapia aquática. Fisioterapia em Movimento. 2005;18(4):33-42.
34. Wibelinger lM, Borges AM. Hidrocinesioterapia em Portadores de Artrite Reumatoide. Rev Bras Cienc Saud. 2012;10(31).
35. Singh-Grewal D, Schneiderman-Walker J, Wright V, BarOr O, Beyene J, Selvadurai H, et al. The effects of vigorous exercise training on physical function in children with arthritis: a randomized, controlled, single-blinded trial. Arthritis Rheum. 2007;57(7):1202-10.
36. Arman N, Tarakci E, Tarakci D, Kasapcopur O. Efeitos do treinamento de atividade orientada a tarefas baseado em videogames (Xbox 360 Kinect) no desempenho da atividade e participação em pacientes com artrite idiopática juvenil: um ensaio clínico randomizado. Am J Phys Med Reabil. 2019;98(3):174-81.
37. Calık BB, Gur Kabul E, Korkmaz C, Tekin ZE, Yener GO, Yuksel S. A eficácia dos exercícios clínicos de Pilates em crianças e adolescentes com artrite idiopática juvenil: um estudo piloto. Rev Colomb Reumatol. 2020;27(4):269-77.
38. Mendonça TM, Terreri MT, Silva CH, et al. Efeitos dos exercícios de pilates na qualidade de vida relacionada à saúde em indivíduos com artrite idiopática juvenil. Arch Phys Med Reabil. 2013;94(11):2093-2102.
39. Elnaggar RK, Mahmoud WS, Moawd SA, Azab AR. Impacto dos exercícios de estabilidade do core na mineralização óssea e capacidade funcional em crianças com artrite idiopática juvenil poliarticular: um ensaio clínico randomizado. Clin Reumatol. 2021;40(1):245-53.

Fisioterapia na espondilite anquilosante

Ariela Torres Cruz
Adriana de Sousa do Espírito Santo

INTRODUÇÃO

A espondilite anquilosante, um subtipo de espondiloartrite,[1] é uma artropatia reumática sistêmica crônica e progressiva com surtos inflamatórios. Acomete principalmente o esqueleto axial (coluna vertebral e articulações sacroilíacas), mas também as articulações periféricas.[2,3]

Há uma variação geográfica da prevalência e das principais manifestações clínicas e fenotípicas, porém a doença afeta aproximadamente de 0,3 a 1,5% da população geral,[3] notadamente em populações brancas. No Brasil, provavelmente devido à miscigenação, as características clínicas e radiológicas costumam ser semelhantes em brancos e mulatos.[4]

Para confirmar o diagnóstico da espondilite anquilosante, são utilizados os critérios de New York modificados, que combinam critérios clínicos e radiológicos.[4] Existem também *Amor Criteria*[5] e os critérios do European Spondyloarthropathy Study Group (ESSG) para o diagnóstico de espondilite anquilosante. Os critérios *Assessment of Spondyloarthritis International Society Health Index* (Asas) ganharam popularidade na Europa.[6]

CARACTERÍSTICAS CLÍNICAS E EPIDEMIOLÓGICAS

A espondilite anquilosante pode ocasionar a perda da capacidade laborativa em uma população jovem, e os gastos do sistema público de saúde brasileiro relacionados a essa doença aumentaram nos últimos anos, principalmente devido à introdução de novas tecnologias em saúde mais caras, como a ressonância nuclear magnética e a terapia antifator necrótico tumoral, mas também devido ao acompanhamento de vários profissionais de saúde. O custo médio anual direto e indireto para o sistema público de saúde brasileiro para tratar um paciente com essa condição é de 23.183,56 dólares por paciente/ano.[7]

A espondilite anquilosante se desenvolve por meio de interações genéticas e fatores ambientais, porém sua etiologia ainda é incerta. Estudos revelaram alguns fatores que podem estar relacionados a sua ocorrência, incluindo antecedentes genéticos, reação imune, infecção microbiana e anormalidade endócrina.[6]

Em 1973, demonstrou-se que 90% de pacientes com espondilite anquilosante têm o alelo HLA-B27.[8] Assim, a prevalência está associada à frequência da positividade do gene HLA-B27 na população,[3] porém outros genes apresentam um papel em seu desenvolvimento.[9]

O HLA-B27 é encontrado em 8 a 10% dos americanos brancos, e a doença ocorre entre 0,1 e 0,2% desse grupo. Os negros têm frequência menor do gene HLA-B27, assim como da doença. As frequências de espondilite e HLA-B27 são altas em determinados grupos de índios americanos, esquimós, europeus e na maioria das populações asiáticas, sendo rara nos japoneses.[10]

A espondilite anquilosante é muito mais comum entre parentes de primeiro grau de pacientes positivos para o antígeno, e sinais e sintomas estão presentes em 10 a 30% deles.[11] Os fatores de risco em diferentes gerações de parentes, segundo resultados de suscetibilidade genética, são: 63% em gêmeos monozigóticos, 8,2% em parentes de primeiro grau, 1% em parentes de segundo grau e 0,7% em parentes de terceiro grau.[12]

Acredita-se que fatores ambientais também podem desempenhar um papel na patogênese, já que foi observado o desenvolvimento não concomitante da espondilite anquilosante em gêmeos, principalmente monozigóticos.[13]

Sugere-se que a origem da doença possa estar no intestino, já que cerca de 40% dos pacientes com espondilite anquilosante apresentam inflamação intestinal.[9] Alguns agentes infecciosos, como a Klebsiella, principalmente a *Klebsiella pneumoniae*, foram relacionados à espondilite anquilosante. Uma hipótese baseada na reação cruzada da bactéria com o HLA-B27 é que a doença pode ser considerada o estágio final de múltiplos episódios de artrite reativa à bactéria.[11]

Em geral, apresenta-se entre 20 e 45 anos de idade, principalmente no sexo masculino, na proporção de 2-3:1.[3] A espondilite anquilosante afeta homens e mulheres de forma diferente. A doença inicia-se mais cedo nos homens, porém o diagnóstico costuma ser mais tardio do que nas mulheres. Os homens têm menor atividade relacionada à doença, mas têm pior mobilidade da coluna vertebral e uma progressão radiológica mais grave. Em contraste, as mulheres geralmente apresentam mais artrite periférica e maior prevalência de artrite, dactilite e entesite, combinados com pior qualidade de vida.[9] Um estudo que analisou 307 pacientes com espondilite anquilosante mostrou que o sexo masculino foi significativamente associado a um Asas HI (*Assessment of Spondyloarthritis International Society Health Index*) mais baixo.[14]

Não há exame laboratorial específico para o diagnóstico de espondilite anquilosante, porém 50 a 70% dos pacientes com doença ativa têm aumento nos níveis de proteína C reativa e velocidade de hemossedimentação elevada (VHS). Pode ser encontrada anemia normocrômica e normocítica leve. Níveis de fosfatase alcalina elevados podem ser detectados na doença grave.[11]

DIAGNÓSTICO

A espondilite anquilosante pode levar até 9 anos para ter um diagnóstico definitivo, e, apesar de a presença de sacroileíte bilateral nas radiografias ser um fator que contribui para o diagnóstico, pode levar anos para ser perceptível nos exames de imagem.[15]

Para o diagnóstico da espondilite anquilosante devem ser considerados os seguintes fatores:

- Dor lombar inflamatória.
- Início antes dos 40 anos de idade.
- Persistência por mais de 3 meses.
- Rigidez matinal.
- Melhora com a prática de exercício físico.
- Dor torácica.
- Dor alternada em nádegas.
- Uveíte anterior aguda.
- Sinovite predominantemente assimétrica de membros inferiores.
- Entesite (calcâneo e plantar).
- História familiar positiva para espondilite anquilosante, doença inflamatória intestinal e psoríase.[11]

MANIFESTAÇÕES ARTICULARES

A manifestação clínica mais comum é a dor nas articulações sacroilíacas e/ou na coluna lombar, que pode irradiar para os membros inferiores, sem parestesia. Inicialmente pode haver fases de melhora e de piora do quadro álgico, podendo não apresentar sintomas por dias e até meses, mas, com a completa instalação da doença, a dor ocorre diariamente. Os sintomas, em geral, melhoram com o calor local e a mobilização articular e pioram com o repouso. Por isso o paciente geralmente apresenta piora da dor pela manhã e à noite, associada à rigidez matinal.[8]

Antes da sacroileíte radiográfica, o paciente pode apresentar espondiloartrite axial não radiográfica, que é uma apresentação precoce comum da espondilite anquilosante que evolui para espondilite anquilosante típica em 50% dos casos.[16]

Apesar de a sacroileíte ser a manifestação mais precoce da espondilite anquilosante, também podem ser afetadas as articulações periféricas e estruturas extra-articulares. Os tecidos subcondrais tornam-se granulomatosos e infiltrados com plasmócitos, linfócitos, mastócitos, macrófagos e condrócitos. Há erosão irregular e esclerose das articulações afetadas. O tecido é gradualmente substituído por fibrocartilagem e depois se torna ossificado. Quando essas lesões ocorrem na coluna vertebral, a junção do anel fibroso da cartilagem do disco e a margem do osso vertebral sofrem danos irreversíveis. As fibras anulares externas são substituídas por osso e há uma fusão das vértebras. Em estágios avançados da doença, a fusão geralmente ascende pela coluna, formando uma longa coluna óssea conhecida como "coluna em bambu".[13]

Durante a inspeção pode-se observar redução e até mesmo retificação da lordose lombar, inicialmente por espasmo muscular doloroso e, posteriormente, por anquilose fibrosa e óssea. Há graus variáveis de redução da mobilidade lombar em todos os planos.[8]

Na coluna torácica, além da dor, pode haver redução da expansibilidade e aumento da cifose. Considera-se a expansibilidade torácica alterada quando, por meio da cirtometria, medida no quarto espaço intercostal, o valor é igual ou inferior a 2,5 cm.[8]

Na coluna cervical, pode ocorrer dor, limitação de movimentos, retificação e até mesmo perda da lordose fisiológica, caracterizando assim o sinal da flecha ou seta. Nos casos mais avançados, devido à perda das curvaturas fisiológicas da coluna e do desvio do eixo gravitacional, o paciente apresenta também uma semiflexão dos quadris e adquire a chamada "postura do esquiador".[8]

Com relação aos sintomas extra-axiais, pode-sobservar artrite periférica, normalmente nos membros inferiores, entesite, que pode se apresentar como tendinite calcânea, fascite plantar e entesite intercostal que causa dor na caixa torácica. A dactilite ou "dedo em salsicha" pode ocasionar tenossinovite do tendão flexor digital.[16]

MANIFESTAÇÕES EXTRA-ARTICULARES

Apesar de ter uma expressão clínica mais evidente no sistema musculoesquelético, pode-se observar a extensão do acometimento para vários órgãos de outros sistemas. As manifestações extra-articulares mais comuns são: inflamação ocular, psoríase e inflamação intestinal. Já as cardíacas, pulmonares, renais e neurológicas são consideradas incomuns.[8] A presença frequente de alguns sintomas gerais, como fadiga, perda de peso e febre, também pode estar associada.[11]

Aproximadamente 40% dos pacientes com espondilite anquilosante têm uveíte anterior aguda, manifestação extra-articular mais comum da doença,[17] que normalmente é unilateral, de início súbito associada a dor intensa, eritema e fotofobia.[10] A uveíte anterior aguda ocorre muito mais tarde no curso da doença, geralmente quando a destruição da coluna já é debilitante. Suspeitar de espondilite anquilosante em um adulto jovem com dor lombar crônica antes do desenvolvimento de uveíte anterior aguda pode prevenir grande perda funcional e proporcionar melhor prognóstico.[17]

A inflamação da mucosa na colonoscopia está presente em aproximadamente 60% dos pacientes e em 10% na doença inflamatória intestinal sintomática.[16]

Menos de 5% dos pacientes com espondilite anquilosante têm anormalidades cardíacas que englobam bloqueio atrioventricular de primeiro grau, regurgitação aórtica causada pelo espessamento inflamatório da valva aórtica e da raiz da aorta e sopro diastólico.[10] Até 15% de pacientes com espondilite anquilosante correm risco de desenvolver fibrose pulmonar apical.[16]

Nos pacientes que apresentam restrição de movimento da parede torácica, as medições do fluxo aéreo e a função ventilatória permanecem normais, mas há redução da capacidade vital e aumento da capacidade residual funcional. Fibrose pulmonar é uma complicação rara.[13]

O acometimento renal não é frequente. A manifestação renal mais comum é a amiloidose, apresentando-se como proteinúria, com ou sem azotemia. Ocorre em pacientes com doença avançada, ativa, de maior gravidade, caracterizada pela concomitância de envolvimento periférico e provas inflamatórias persistentemente elevadas. Alguns pacientes apresentam nefropatia por IgA. Proteinúria e hematúria microscópica podem ocorrer, assim como perda da função renal e necrose papilar renal induzida por analgésicos e anti-inflamatórios.[11]

Em relação às complicações neurológicas, a mais rara e grave é a síndrome da cauda equina.[6] Os pacientes com espondilite anquilosante devem ser questionados frequentemente quanto à presença de parestesias, dor, fraqueza nos membros inferiores e disfunção dos esfíncteres vesicais ou anais, que podem ser confundidos com hipertrofia prostática. Lesões na medula espinhal por fratura e luxação das vértebras podem causar paraplegia ou tetraplegia.[10]

No exame radiográfico, a espondilite anquilosante pode ser classificada de acordo com o estágio da sacroileíte, de 0 a 4:[15]

- Grau 0: normal.
- Grau 1: suspeito de alteração, mas sem alterações definidas.
- Grau 2: sacroileíte mínima, com perda de definição das bordas articulares, podendo haver alguma esclerose, erosões mínimas ou discreta redução do espaço articular.
- Grau 3: sacroileíte moderada, com esclerose definida em ambos os lados da articulação sacroilíaca e irregularidade das superfícies articulares, erosões e redução do espaço articular.
- Grau 4: fusão das superfícies articulares, associada ou não a esclerose residual.

De acordo com o critério de New York, para o diagnóstico de espondilite anquilosante é necessária a presença de um critério clínico e um critério radiológico.[4] Esse critério agrupa características clínicas e radiológicas que atribuem sensibilidade de 83% e especificidade de 98%.[11]

Critérios clínicos
Dor lombar por mais de 3 meses que melhora com o exercício e não é aliviada pelo repouso.
Limitação da coluna lombar nos planos frontal e sagital.
Expansibilidade torácica diminuída.
Critérios radiológicos
Sacroileíte bilateral (graus 2, 3 ou 4).
Sacroileíte unilateral (graus 3 ou 4).

Fonte: Moreira et al.[4]

São considerados fatores preditivos para doença grave o envolvimento do quadril ou a presença de três dos seguintes fatores dentro de 2 anos do início da espondilite anquilosante:

- Velocidade de hemossedimentação (VHS) > 30 mm/1ª hora.
- Falta de resposta aos anti-inflamatórios não esteroides.
- Limitação da coluna lombar.
- Dedos em forma de salsicha.

- Oligoartrite.
- Início antes dos 16 anos.[13]

AVALIAÇÃO CINESIOFUNCIONAL

Avaliação da dor axial

- Dor à palpação de articulações sacroilíacas.
- Dor à mobilização de articulações sacroilíacas: manobras de Volkman, Gaslen, Fabere.
- Dor nos pontos de entesites: tuberosidades isquiáticas, trocanter maior, processo espinhoso, junções manubrioesternais e costocondrais, cristas ilíacas, tendão do calcâneo e fascite plantar.
- Artrite: oligoartrite assimétrica predominantemente de membros inferiores.[11]

Avaliação da mobilidade

No início da doença, a mobilidade da coluna pode ser normal;[16] entretanto, com o passar do tempo ela começa a diminuir. As formas mais comuns de avaliar a mobilidade da coluna serão examinadas a seguir.

Mobilidade cervical

A distância parede-occipital deve ser zero em pessoas sem alteraçoes na coluna.[16]

Demonstra a postura de flexão cervical adquirida gradativamente com a progressão da doença.[11]

Mobilidade torácica e lombar

Stibor: com a fita métrica, mede-se do processo espinhoso de C7 até a vértebra S1, com o paciente na posição ortostática. Em seguida, solicita-se ao paciente que flexione o tronco para a frente, a fim de que a coluna seja mensurada novamente.

Uma diferença de comprimento de 10 cm, medida com uma fita métrica, é considerada normal.[18]

Mobilidade lombar

- Teste de Schober modificado: com o paciente na posição ortostática, marca-se uma linha conectando as espinhas ilíacas posterossuperiores. Uma marca é colocada 10 cm acima. O paciente faz uma flexão de tronco e é feita uma medida da diferença entre as duas marcas.[16] Após flexão lombar, a distância normalmente é maior que 15 cm.[11]
- Distância dedo-chão: mede-se entre o chão e a ponta do dedo do paciente, que tenta alcançar o chão em posição de flexão máxima da coluna. Normalmente essa medida é menor que 20 cm.[11]
- Flexão lateral da lombar: o paciente deve deslizar a mão na parte lateral do membro inferior na direção descendente. Esse movimento tem uma amplitude de 15 a 20 graus, e o examinador pode comparar o movimento bilateralmente.[18]

Expansibilidade torácica

A expansão torácica, quando verificada no quarto espaço intercostal, é considerada anormal (< 5 cm) em apenas uma minoria de pacientes durante os primeiros anos da doença.[16]

Pode estar alterada desde o início da doença, e as medidas podem variar com o sexo e a idade.[11] Normalmente é realizada em três regiões – axilar, mamilar e xifoidiana –, sendo medida a diferença entre a inspiração e a expiração.

Avaliação postural

Durante a avaliação postural do paciente com espondilite anquilosante podem-se observar as seguintes alterações:

- Coluna cervical deslocada anteriormente e em flexão associada à limitação da mobilidade cervical.
- Perda gradual da lordose lombar e aumento da cifose torácica.
- Abdome protuso.
- Flexão do quadril.
- Postura do esquiador.[11]

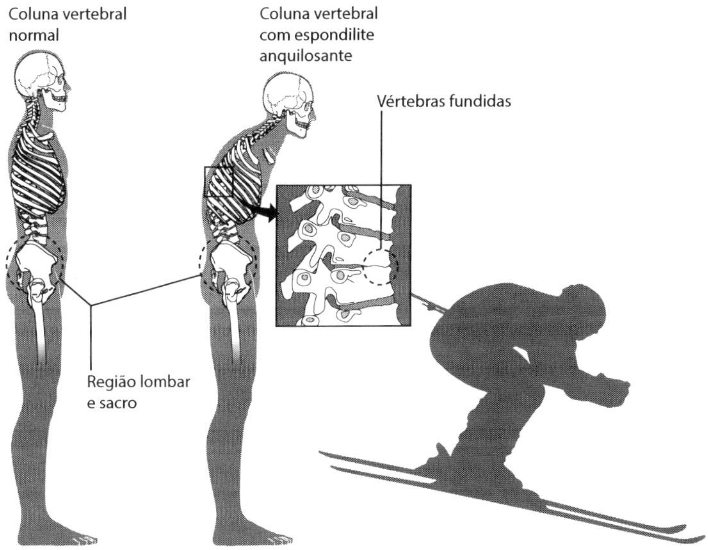

Figura 1 Postura do esquiador.

ESCALAS

As escalas utilizadas para avaliar e acompanhar o paciente são apresentadas a seguir.

Bath Ankylosing Spondylitis Disease Activity Index (Basdai)

Essa escala apresenta 6 questões que englobam informações sobre fadiga, dor, edema, desconforto ao toque e rigidez matinal. As questões 1 a 5 são mensuradas por escala visual numérica de 0 a 10. A questão 6 é mensurada por escala visual numérica em que: sem rigidez – 0 e duração maior ou igual a 2 horas = 10. O cálculo do escore é a soma dos valores das questões (1 + 2 + 3 + 4 + média de 5 e 6), dividido por 5.[8]

Bath Ankylosing Spondylitis Functional Index (Basfi)

O Basfi é uma escala que avalia a funcionalidade do paciente por meio de um questionário autoaplicável.[19] Questões sobre atividades de vida diária compõem essa escala. A somatória dos valores em centímetros anotados nas escalas visuais analógicas é dividida por 10 e é dado o valor final.[8]

Essa escala foi validada para o português brasileiro e é confiável para avaliar pacientes com espondilite anquilosante.[20]

Bath Ankylosing Spondylitis Metrology Index (Basmi)

O Basmi avalia a mobilidade da coluna após a mensuração de medidas da coluna cervical, lombar e quadris.[19] As características verificadas nessa escala são: distância trago-parede, flexão lombar, rotação cervical, inclinação lombar lateral e distância intermaleolar. Os escores vão de 0 a 2, sendo 0: acometimento leve; 1: acometimento moderado; 2: acometimento grave.

Os resultados da rotação cervical e da inclinação lombar lateral são as médias das medidas dos lados direito e esquerdo. O escore varia de 0 a 10.[8]

Ankylosing Spondylitis Disease Activity Score (Asdas)

Essa escala apresenta 5 questões sobre dor, avaliação global do paciente, edema, rigidez matinal e proteína C reativa (PCR) ou VHS.

O cálculo pode ser feito manualmente ou por meio de aplicativos para *smartphones*.[8] Essa escala incorpora marcadores inflamatórios em sua equação, tornando-se menos subjetiva.[19]

Modified Stoke Ankylosing Spondylitis Spinal Score (mSASSS)

O dano estrutural radiográfico é avaliado pelo mSASSS, calculado após avaliação das vértebras cervicais (C2 a T1) e lombares (T12 a S1).[19] São avaliados 24 cantos vertebrais anteriores: do inferior de C2 ao superior de T1 na coluna cervical; e do inferior de T12 ao superior de S1 na coluna lombar.[8] Pontua-se de 0 a 3, marcando-se 0 a vértebra normal,[19] 1 ponto em cada canto para quadratura, erosão ou esclerose óssea; 2 pontos para sindesmófitos evidentes; e 3 pontos para pontes ósseas totais. O escore máximo é 72.[8]

INTERVENÇÃO

O *European League against Rheumatism* (Eular) e o *Ankylosing Spondylitis International Society* (Asas) desenvolveram recomendações que deveriam ser aplicadas a todos os pacientes que preenchessem os critérios modificados de New York.[1]

O tratamento consiste no controle da dor, preservação da função e melhora da mobilidade e da qualidade de vida em curto, médio e longo prazo, controlando os sintomas articulares, extra-articulares e a fadiga e evitando também os danos estruturais.[19] O manejo da espondilite anquilosante em longo prazo requer uma combinação de tratamento medicamentoso, fisioterapia e intervenções psicossociais,[21] devendo a abordagem ser multiprofissional em todas as fases.[19]

O tratamento deve ser adaptado de acordo com o nível de sintomas, manifestações atuais da doença e o estado clínico geral do paciente.[1]

O tratamento farmacológico envolve anti-inflamatórios não esteroidais (Aine) e inibidores do fator de necrose tumoral,[21] porém, cerca de 20 a 40% dos pacientes não respondem bem ao tratamento farmacológico, e nem todos os que respondem atingem a remissão.[22] Os inibidores do fator de necrose tumoral devem ser administrados a pacientes com atividade persistentemente alta da doença, mesmo com os tratamentos convencionais de acordo com as recomendações da Asas.[1]

Os medicamentos modificadores do curso da doença sintéticos (metotrexato, sulfassalazina e leflunomida) têm pouco espaço nas manifestações axiais, mas podem beneficiar casos com manifestação periférica concomitante ou extra-articular e não apresentam benefício comprovado em reduzir a imunogenicidade do imunobiológico.[19]

A fisioterapia é uma parte importante do manejo da espondilite anquilosante.[23] Independentemente de a doença estar ativa ou não, é sempre recomendado realizar fisioterapia, exercícios e parar de fumar.[6] Exercícios regulares e educação são os pilares do tratamento não farmacológico para reduzir a sintomatologia.[21]

Assim como em qualquer condição crônica, a educação e o apoio do paciente são vitais no manejo da espondilite anquilosante.[16] Um protocolo não farmacológico específico ainda não está disponível, e o efeito de diferentes tipos de programas de exercícios permanece incerto.[21]

O método Pilates se mostrou eficaz e seguro para melhorar a capacidade física em até 6 meses de pacientes com espondilite anquilosante.[24]

Uma revisão Cochrane observou que os exercícios mais utilizados nos ensaios clínicos foram aqueles projetados para ajudar a melhorar a força, a flexibilidade, o alongamento e a respiração, com duração média de 12 semanas, 3 sessões por semana, por 60 minutos, e foram realizados junto com a terapia medicamentosa ou um agente biológico.

Quando comparado a nenhuma intervenção, o exercício melhora a função, reduz a atividade da doença e pode reduzir a dor. Em comparação com os cuidados usuais (fisioterapia, medicação ou autogestão), os programas de exercícios têm pouca ou nenhuma diferença na melhora da função ou redução da dor.[25]

Outra revisão Cochrane verificou que um programa individual de exercícios domiciliares ou supervisionados é melhor do que nenhuma intervenção; que a fisioterapia em grupo supervisionada é melhor do que os exercícios em casa e que terapia combinada de exercícios em estâncias hidrominerais com internação seguida de fisioterapia em grupo é melhor do que a fisioterapia em grupo apenas.[26]

A fisioterapia supervisionada pode melhorar a eficácia dos programas de exercícios e levar a redução rápida e duradoura da sintomatologia da espondilite anquilosante,[22] sendo mais eficaz do que exercícios realizados em domicílio, apesar de estes também se mostrarem eficazes.[1]

Em uma revisão sistemática foi possível observar que a fisioterapia supervisionada reduz a atividade da doença e as limitações funcionais e melhora a mobilidade da coluna vertebral, enquanto o efeito na qualidade de vida não é claro. A fisioterapia supervisionada aumenta a eficácia do exercício físico regular, pois permite que os pacientes tenham maior adesão, que nem sempre é mantida com programas de exercícios domiciliares ou cuidados habituais.[21]

Observou-se um impacto positivo geral da fisioterapia supervisionada na atividade da doença e limitação funcional em comparação com os cuidados habituais. Nenhum efeito surgiu ao comparar intervenções supervisionadas e programas de exercícios domiciliares para atividade da doença e limitação funcional, enquanto um impacto positivo foi registrado para a mobilidade da coluna vertebral.

Pilates, exercícios com *videogames*, exercícios cardiorrespiratórios e de fortalecimento muscular, programas de reabilitação, treinamento educacional e terapia de banho Stanger afetaram positivamente a dor, a fadiga, o edema e a rigidez matinal. O número de sessões, a frequência e o modo de treinamento não parecem determinar a eficácia da terapia supervisionada. O tratamento com ultrassom combinado com fisioterapia supervisionada aumentou o efeito dos exercícios, reduzindo as limitações físicas dos pacientes devido à espondilite anquilosante.[21]

A Sociedade Brasileira de Reumatologia lançou um aplicativo gratuito (Repare), disponível em Android e iOS, que orienta os pacientes sobre as espondiloartropatias e oferece registro de sintomas diários, agenda e vídeos explicativos de como fazer exercícios domiciliares e regulares.[19] Associações de pacientes e grupos de autoajuda podem ser úteis.[1]

CONSIDERAÇÕES FINAIS

Diagnósticos precoces podem reduzir de forma significativa os efeitos incapacitantes causados pela espondilite anquilosante e minimizar o impacto da doença nos pacientes e no sistema de saúde é o principal desafio.

A escolha dos melhores recursos fisioterapêuticos para o paciente depende da avaliação cinético-funcional e da identificação dos objetivos, que serão propostos de forma individualizada.

CASO CLÍNICO

A. P. S., 65 anos, casado, pai de 2 filhos, índice de massa corporal (IMC) 29 (sobrepeso), proprietário de loja de material de construção. Diagnóstico de espondilite anquilosante. Apresenta como queixas principais o pescoço, limitação nos movimentos de cervical e impedimento na realização de pequenos reparos em casa.

O paciente relata uma história com dificuldade em fechar o diagnóstico, porém traz queixas desde muito jovem. Desde os 18 anos trabalhou na loja de materiais de construção da família realizando vários trabalhos manuais pesados, dentre eles carregar sacos de cimento pesados na cabeça e nos ombros, usar pá e dirigir carreta. Os sintomas de dores lombares foram gradualmente piorando. Aos 19 anos sofreu uma fissura cervical que não soube identificar se foi causada por uma queda de cabeça durante brincadeira com o irmão ou em um acidente de moto que ocorreu na mesma época. Cerca de 2 anos após o episódio de fissura cervical iniciou leve limitação e dor no pescoço, relacionada principalmente ao trabalho de projetista de concreto armado, com relato de "travar" tanto a coluna cervical como a lombar. Nos últimos 15 anos houve grande avanço dos sintomas, com aumento das repercussões e limitações, o que o fez parar de dirigir. Atualmente mantém as mesmas queixas com piora dos sintomas, o que o deixa extremamente irritado, por depender de outras pessoas para realizar atividades. Durante toda essa história clínica passou por diversos médicos, sempre com a suspeita diagnóstica de espondilite anquilosante, porém nenhum profissional fechava o diagnóstico. Faz uso de atenolol, alopurinol, Tecnomet®, Indocid®, ácido fólico, sinvastatina , vitamina D e omeprazol. Os exames de imagem confirmam a evolução do quadro.

Avaliação fisioterapêutica

Apresenta marcha lenta, sem dissociação de cinturas, passos pequenos e cuidadosos. Vira em bloco e se senta com calma, prestando muita atenção, e praticamente se joga no assento com medo de cair. Nota-se cansaço do paciente e fala com dificuldade. Na palpação apresenta grande tensão muscular na região da musculatura de trapézio superior, bem como em toda a região de paravertebrais. Mobilidade de toda a coluna vertebral inexistente. Amplitude de movimento de ombro e quadril com perda de mais de 50%. Prova de função muscular grau 4 preservada dentro das amplitudes de movimento existentes.

Postura em pé: discreta flexão de tornozelos, joelhos e quadris. Retroversão de pelve, retificação da coluna lombar, hipercifose torácica, retificação da lordose cervical e protração de cabeça. Sentado na beirada da cadeira: retroversão de pelve, flexão mínima de quadril, hipercifose torácica, protração de cabeça.

Avaliação da funcionalidade: o paciente apresentava dificuldade de sentar e levantar da cadeira e também muito receio de cair; levantava os braços mas não olhava para cima, o que dificultava tarefas de alcance com os membros superiores; tentou o agachamento, mas parou, com receio de cair (tem muito medo de quedas); independência no banho, mas por conta de não querer pedir ajuda; no entanto, independência não significa falta de dificuldade, e ele tem bastante para tomar banho. Não consegue deitar-se na cama, dormindo no sofá em posição sentada, passando noites acordado e dormindo no período da tarde. É capaz de ficar no máximo 15 minutos em decúbito lateral, cerca de 3 ou 4 minutos parado em pé antes de sentir dor e ter que se apoiar. Cansa para tomar banho e para subir escadas. Sua rotina consiste em passar o dia sentado no sofá assistindo televisão, levanta ocasionalmente e vai até a janela com dificuldade, não conseguindo ficar mais de 10 minutos em pé.

Questionários específicos: a funcionalidade do paciente está muito comprometida, apesar de a atividade da doença estar moderada (Basfi: 9,39; Basdai: 4,28).

Quadro 1 Testes especiais

Sinal da seta	16 cm
Schober	2,5 cm
Stibor	2 cm
Distância do 3º dedo ao solo	25 cm
Expansibilidade torácica	▪ Superior = 1 cm (exp = 108 cm; ins = 109 cm). ▪ Média = 2 cm (exp = 109 cm; repouso = 110 cm; ins = 111 cm). ▪ Inferior = 2 cm (exp = 115 cm; repouso = 116,5 cm; ins = 117,5 cm).

exp: expiração; insp: inspiração.

Quadro 2 Objetivos do tratamento

Educar em relação à saúde/ doença	Conversas e acolhimento em relação às expectativas sobre o tratamento, programa individualizado de educação em saúde diante das aquisições e limitações dele, aulas sobre a doença, tratamentos, evolução e prognóstico do caso.
Controlar a dor	Recursos como TENS, calor profundo e calor superficial.
Controlar a tensão muscular	Calor profundo, massagem clássica, calor superficial.
Preservar as amplitudes de movimento de ombro e quadril existentes	Mobilização passiva, exercícios ativo-assistidos alongamentos globais, fortalecimento muscular.
Melhorar o condicionamento cardiorrespiratório	Programa gradual de atividade para condicionamento individualizado, evolução para encontrar uma atividade física que o paciente se sinta seguro para realizar de forma autônoma e contínua.
Melhorar a funcionalidade	Decidir e escolher junto ao paciente as AVD que deseja executar dentro de suas capacidades e associar as adaptações necessárias.
Melhorar o equilíbrio	Reduzir o medo de quedas, treino de equilíbrio e introduzir o uso de dispositivo auxiliar de marcha (nesse caso, bengala).
Trabalhar expectativas em relação ao medo de se movimentar e cair	Trabalho em educação em saúde; lidar com expectativas do paciente em relação ao medo e a suas capacidades.

AVD: atividades de vida diária; TENS: estimulação elétrica nervosa transcutânea.

REFERÊNCIAS BIBLIOGRÁFICAS

1. Braun J, van den Berg R, Baraliakos X, Boehm H, Burgos-Vargas R, Collantes-Estevez, et al. 2010 update of the Asas/Eular recommendations for the management of ankylosing spondylitis. Ann Rheum Dis. 2011;70:896-904.
2. Wibelinger L. Fisioterapia em reumatologia. Rio de Janeiro: Revinter; 2015.
3. Sociedade Brasileira de Reumatologia (SBR). Espondiloartrites: cartilha para pacientes. 2019.
4. Moreira C, Pinheiro GDRC, Marques Neto JF. Reumatologia essencial. Rio de Janeiro: Guanabara Koogan; 2009.
5. Amor B, Dougados M, Mijiyawa M. Criteria of the classification of spondyloarthropathies. Rev Rhum Mal Osteoartic. 1990;57:85-9.
6. Zhu W, He X, Cheng K Zhang L, Chen D, Wang X, et al. Ankylosing spondylitis: etiology, pathogenesis, and treatments. Bone Research. 2019;7(22):1-16.
7. Azevedo VF, Rossetto CN, Lorencetti P, Tramontin MY, Fornazari B, Araújo DV. Indirect and direct costs of treating patients with ankylosing spondylitis in the Brazilian public health system. Revista Brasileira de Reumatologia. 2016;56(2):131-7.
8. Carvalho MAP, Lanna CCD, Bertolo MB, Ferreira GA. Reumatologia: diagnóstico e tratamento. 5.ed. Rio de Janeiro: Guanabara Koogan; 2019.
9. Garcia-Montoya L, Gul H, Emery P. Recent advances in ankylosing spondylitis: understanding the disease and management. F1000Research. 2018;1512:1-11.

10. Imboden JB, Hellman DB, Stone JH. Current reumatologia. Porto Alegre: Artmed; 2014.
11. Sato EI. Guias de medicina ambulatorial e hospitalar da Unifesp-EPM. Reumatologia. 2.ed. Barueri: Manole; 2010.
12. Brown MA, Laval SH, Brophy S, Calin A. Recurrence risk modelling of the genetic susceptibility to anskylosing spondylitis. Ann Rheum Dis. 2000;59:883-6.
13. Sieper J, Braun J, Rdwaleit M, Boonen A, Zink A. Ankylosing spondylitis: an overview. Ann Rheum Dis. 2022;61(Suppl III):iii8-iii18.
14. Chen HH, Chen YM, Lai KL, Hsieh TY, Hung WT, Lin CT, et al. Gender difference in Asas HI among patients with ankylosing spondylitis. Plos One. 2020;9:1-15.
15. Matiello AA, Vasconcelos GS, Barcellos LRMF, Magalhães LLF, Antunes MD, Ferra NL. Fisioterapia reumatológica e oncológica. Porto Alegre: Sagah Educação; 2021.
16. Golder V, Schachna L. Ankylosing spondylitis: an update. Australian Family Physician. 2013;24(11):780-4.
17. Chew CC, Chin JJ, Hitam HW, Chong MF, Tajudin LSA. Diagnosis of ankylosing spondylitis: do not let the spine bites the eye. Malasyan Family Phisician. 2021;16(2):73-7.
18. Magee DJ. Avaliação musculoesquelética. 5.ed. Barueri: Manole; 2010.
19. Liu DJJ, Falcão LFR. Manual de reumatologia. São Paulo: Guanabara Koogan; 2020.
20. Cusmanich KG, Kowalski SC, Gallinaro AL, Goldenstein-Schainberg C, Souza LAL, Gonçalves CR. Adaptação cultural cruzada e validação da versão do Índice Funcional de Espondilite Anquilosante de Bath (Basfi) para o português do Brasil. Rev Bras Reumatol. 2012;52(5):733-41.
21. Gravaldi LP, Bonetti F, Lezzerini S, De Maio F. Effectiveness of physiotherapy in patients with ankylosing spondylitis: a systematic review and meta-analysis. Healthcare. 2022;10(132):1-16.
22. Tahir H. Therapies in ankylosing spondylitis: from clinical trials to clinical practice. Rheumatology. 2018;57:vi23-vi28.
23. Dagfinrud H, Hagen KB, Kvien TK. Physiotherapy interventions for ankylosing spondylitis. Cochrane Database Syst Rev. 2008 Jan 23;(1):CD002822.
24. Altan L, Korkmaz N, Dizdar M, Yurtkuran. Effect of Pilates training on people with ankylosing spondylitis. Rheumatol International. 2012;32:2093-9.
25. Regnaux JP, Davergne T, Palazzo C, Roren A, Rannou F, Boutron I, et al. Exercise programmes for ankylosing spondylitis. Cochrane Database Syst Rev. 2019 Oct 2;10(10):CD011321.
26. Dagfinrud H, Hagen KB, Kvien TK. Physiotherapy interventions for ankylosing spondylitis. Cochrane Database Syst Rev. 2008 Jan 23;(1):CD002822.

Fisioterapia no lúpus eritematoso sistêmico

Ingred Merllin Batista de Souza
Amélia Pasqual Marques

INTRODUÇÃO

Segundo a Sociedade Brasileira de Reumatologia, o lúpus eritematoso sistêmico (LES) é uma doença inflamatória crônica, multissistêmica (p. ex., distúrbio inflamatório do tecido conjuntivo de causa desconhecida que pode envolver articulações, rins, superfícies serosas e paredes dos vasos), com causa desconhecida e de natureza autoimune e caracteriza-se pela presença de diversos autoanticorpos.[1]

A evolução do LES ocorre com manifestações clínicas polimórficas, com períodos de exacerbações e remissões. Como sua etiologia não é totalmente esclarecida, o desenvolvimento da doença está ligado à predisposição genética e a fatores ambientais, como luz ultravioleta e alguns medicamentos.[2] Ressalta-se que o atraso para o diagnóstico está associado ao aumento dos danos nos sistemas de órgãos vitais.[3]

CLASSIFICAÇÃO, EPIDEMIOLOGIA, DIAGNÓSTICO E PROGNÓSTICO

Classificação

O LES pode ser compreendido de duas formas:

1. Os sintomas não ameaçadores para os órgãos ocorrem na maioria das pessoas com LES durante o curso ativo de uma doença (p. ex., artrite ou artralgia, úlceras orais, febre e serosite – pleurite ou pericardite).

2. Lúpus glomerulonefrite (ou lúpus nefrite), quando o diagnóstico é aplicado às pessoas com inflamação renal que ocorre no contexto do LES.[4]

Em 1982, a Organização Mundial da Saúde (OMS) classificou a doença, com base nas características histológicas, em:[5]

- Grau 1: rim normal ou anomalias menores.
- Grau 2: proliferação mesangiana.
- Grau 3: glomerulonefrite proliferativa focal.
- Grau 4: glomerulonefrite proliferativa difusa.
- Grau 5: doença membranosa.
- Grau 6: glomerulonefrite esclerosante.

Além disso, o envolvimento cutâneo pode incluir erupção cutânea malar (que ocorre em 58% das pessoas), fotossensibilidade (45%), erupção discoide (10%), livedo reticular (14%) e lesões cutâneas subagudas (6%). O envolvimento neuropsiquiátrico ocorre em 27% das pessoas e tem uma grande variedade de apresentações clínicas, incluindo convulsões, cefaleia crônica, mielite transversa, doença cerebral vascular, psicose e disfunção cognitiva neural. O LES pode apresentar características hematológicas, como anemia hemolítica (8%), trombocitopenia (22%) e linfadenopatia (12%), além de complicações cardiovasculares, como trombose (14%) e fenômeno de Raynaud (34%).[6]

Epidemiologia

O LES é uma doença que afeta países desenvolvidos e em desenvolvimento. O número de pessoas que têm LES, a idade de início e o risco de mortalidade variam consideravelmente entre os países.[7] Como a doença tem tendência a ser menos prevalente em crianças, muitos estudos apontam mais informações para as populações adultas.[8]

Estudos norte-americanos estimam que as taxas de incidência anual variam de 2 a 7,6 por 100 mil habitantes e a prevalência, com variação ainda maior, de 19 a 159 por 100 mil habitantes, dependendo da definição que é utilizada.[9] O LES atinge predominantemente mulheres (proporção de 10:1), em idade reprodutiva (principalmente entre a segunda e a quarta décadas de vida), atingindo todas as raças, sobretudo pessoas afrodescendentes. A prevalência no mundo varia de 20 a 70 casos por 100 mil habitantes, sendo a incidência mundial de 1 para 10 casos por 100 mil habitantes.[8]

Diagnóstico e prognóstico

O diagnóstico de LES é realizado com base em manifestações clínicas e testes laboratoriais, incluindo a detecção de autoanticorpos, testes funcionais e de imagem. A maioria das manifestações do LES é definida pela presença de resultados subjetivos e objetivos. Os achados subjetivos incluem dores no peito, artralgias e dores de cabeça, e os objetivos são a confirmação eletrocardiográfica ou ecocardiográfica de comorbidades cardíacas, por exemplo, patologia pleural ou pericárdica, deformidades articulares ou erupções cutâneas, entre outras.[10]

Os aspectos gerais do LES representam um desafio para a equipe médica em termos de diagnóstico e tratamento. Suas manifestações proteicas, com frequente apresentação multissistêmica, mas ocasionalmente limitadas a alguns ou a um único órgão, levaram alguns médicos a concentrar-se exclusivamente nas provas de autoimunidade serológica (autoanticorpos antinucleares e mais específicos), para uma doença em que o diagnóstico é clínico após a exclusão de diagnósticos concorrentes.

O American College of Rheumatology (ACR), em 1997, desenvolveu critérios de classificação para o LES, e, para que o diagnóstico seja realizado, 4 dos 11 critérios devem ser preenchidos:

1. Erupção malar.
2. Erupção discoide.
3. Fotossensibilidade.
4. Úlceras orais.
5. Artrite.
6. Serosite.
7. Alterações renais.
8. Alterações neuropsiquiátricas.
9. Alterações hematológicas.
10. Alterações imunológicas.
11. Anticorpo antinuclear.[11]

Na prática clínica, os profissionais de saúde tendem a utilizar os critérios de classificação revistos do ACR para o diagnóstico do LES, embora esses critérios tenham sido originalmente desenvolvidos para classificar, e não para diagnosticar o LES. O objetivo principal dos critérios de classificação é aumentar a possibilidade de identificar, de forma padronizada, um grupo bem definido de pacientes. Em geral, os critérios de classificação são aplicados em ensaios clínicos e em ambientes de investigação para selecionar um grupo homogêneo de pacientes.[12]

Quadro 1 Critérios de classificação de LES do Colégio Americano de Reumatologia revisados em 1997

1. Eritema malar	Lesão eritematosa fixa em região malar, plana ou em relevo.
2. Lesão discoide	Lesão eritematosa infiltrada, com escamas queratóticas aderidas e tampões foliculares, que evolui com cicatriz atrófica e discromia.
3. Fotossensibilidade	Exantema cutâneo como reação não usual à exposição à luz solar, de acordo com a história do paciente ou observado pelo médico.
4. Úlceras orais/nasais	Úlceras orais ou nasofaríngeas, usualmente indolores, observadas pelo médico.
5. Artrite	Artrite não erosiva envolvendo duas ou mais articulações periféricas, caracterizadas por dor e edema ou derrame articular.
6. Serosite	Pleuris (caracterizada por história convincente de dor pleurítica, atrito auscultado pelo médico ou evidência de derrame pleural) ou pericardite (documentado por eletrocardiograma, atrito ou evidência de derrame pericárdico).
7. Comprometimento renal	Proteinúria persistente (> 0,5 g/dia ou 3+) ou cilindrúria anormal.
8. Alterações neurológicas	Convulsão (na ausência de outra causa) ou psicose (na ausência de outra causa).
9. Alterações hematológicas	Anemia hemolítica ou leucopenia (menor que 4.000/mm^3 em duas ou mais ocasiões) ou linfopenia (menor que 1.500/mm^3 em duas ou mais ocasiões) ou plaquetopenia (menor que 100.000/mm^3 na ausência de outra causa).
10. Alterações imunológicas	Anticorpo anti-DNA nativo ou anti-Sm ou presença de anticorpo antifosfolípide com base em: ▪ Níveis anormais de IgG ou IgM anticardiolipina. ▪ Teste positivo para anticoagulante lúpico. ▪ Teste falso-positivo para sífilis, por, no mínimo, 6 meses.
11. Anticorpos antinucleares	Título anormal de anticorpo antinuclear por imunofluorescência indireta ou método equivalente, em qualquer época, e na ausência de drogas conhecidas por estarem associadas à síndrome do lúpus induzido por drogas.

LES: lúpus eritematoso sistêmico.

Estudos apontam que pacientes com LES em países emergentes apresentaram pior prognóstico em decorrência do baixo nível socioeconômico e educacional dessas populações, além de atraso no diagnóstico, dificuldades de acesso a serviços de saúde, infecções mais frequentes e complicações da doença.[13]

A taxa de sobrevivência para pacientes com LES na década de 1950 era de 50%, mas atualmente é de 95%.[8] Tal melhora se deve à evolução das terapias que acompanham os pacientes com doenças crônicas durante toda a vida. Entretanto, em um estudo ecológico exploratório, foi estimado que a taxa de mortalidade de pacientes com LES no Brasil é de 4,76 óbitos por 100 mil habitantes. As principais causas de morte associadas ao LES foram doenças dos sistemas respiratório e circulatório, doenças infecciosas e parasitárias. Destaca-se ainda que 45,61% dos óbitos ocorreram entre 20 e 39 anos, ou seja, na fase adulta, em que a pessoa está economicamente ativa.[14]

AVALIAÇÃO FISIOTERAPÊUTICA

Na etapa da entrevista, é importante que o fisioterapeuta realize perguntas de acordo com a natureza multissistêmica do LES:[15]

- Na pergunta sobre os efeitos dos tratamentos nos sintomas articulares e outros sintomas não ameaçadores para os órgãos: sintomas não ameaçadores para os órgãos (inclui artralgia/artrose, fadiga e serosite).
- Na pergunta sobre os efeitos dos tratamentos para o envolvimento cutâneo: manifestações cutâneas.
- Na pergunta sobre os efeitos do tratamento em pessoas com lúpus nefrite: mortalidade e doença renal (incluindo creatinina sérica como medida da função renal).
- Na pergunta sobre os efeitos do tratamento para o envolvimento neuropsiquiátrico: sintomas neuropsiquiátricos.

Sinais e sintomas gerais ocorrem em qualquer fase da doença, podendo ainda fazer parte do curso clínico do LES, por exemplo, distúrbios do sono, ansiedade, depressão e sedentarismo.[16]

A natureza multissistêmica do LES, bem como a necessidade de respostas padronizadas ao tratamento, resultaram no desenvolvimento de índices compostos pela atividade de doenças. Os principais instrumentos utilizados para avaliar o índice de atividade da doença são:

- Índice de Atividade da Doença (*SLE Disease Activity Index* – Sledai): composto por 24 itens incluindo sinais, sintomas e exames laboratoriais, cada qual recebendo um peso (variando de 1 a 8), de acordo com sua importância ou gravidade. A soma resulta no escore final, que, quanto mais alto, maior o grau de atividade (máximo 105). Apresenta também uma modificação do índice sem a inclusão dos testes laboratoriais, o Sledai-2K.[17]

- Escala de Gravidade da Fadiga (*Fatigue Severity Scale* – FSS): questionário de 9 itens no qual o indivíduo avalia cada escore que varia de 1 a 7, em que 1 indica forte desacordo e 7 indica forte concordância. O escore relatado é a média das 9 respostas. Esse instrumento demonstrou consistência interna, estabilidade sobre tempo e sensibilidade às mudanças clínicas em pacientes com LES.[18]
- Qualidade de Vida no LES (*Systemic Lupus Erythematosus Quality of Life* – SLEQOL): composto por 40 itens divididos em 6 domínios: função física, atividade ocupacional, sintomas, tratamento, humor e autoimagem. Em cada domínio os escores variam de 1 a 7, e, quanto mais altos, pior é o LES. O escore mínimo é 40 e o máximo é 280.[19]
- *Checklist* de Sintomas do LES (*Systemic Lupus Erythematosus Symptom Checklist* – SSC): aborda os sintomas presentes no LES (com as opções de resposta sim e não) e o impacto (quando a resposta é sim) de 38 sintomas relacionados à doença e/ou a seu tratamento em uma escala de 4 pontos, em que 0 é o melhor estado e 4 o pior estado de saúde.[20]
- Escala Numérica da Dor (END): quantifica a intensidade da dor. Possui 11 pontos, de 0 a 10. O ponto 0 representa "nenhuma dor", e 10 representa a "pior dor possível". Os demais números representam quantidades intermediárias de dor. Pode ser aplicada gráfica ou verbalmente.[21]

Nessa etapa da avaliação, a escuta ativa e com empatia deve ser preconizada para que possa auxiliar nos passos futuros, que consistem em traçar os objetivos e condutas a serem realizados em conjunto com o paciente.

EXAMES COMPLEMENTARES

Salienta-se que é fundamental a medição da atividade da doença com hemograma completo, creatinina sérica, urinálise e outros testes, incluindo C3/C4, DNA de cadeia dupla (DNA anti-ds), antifosfolípide, anticorpos anti-SSA/Ro, proteína C reativa, anti-C1q, albumina sérica, taxa de filtração glomerular estimada (eGFR) e relação proteína urinária:creatinina, entre outros.[1]

INTERVENÇÃO FISIOTERAPÊUTICA

O LES é uma doença inflamatória crônica, podendo afetar muitos órgãos e levar a má qualidade de vida quando não ocorre gestão adequada. A morte prematura é comum por uma variedade de causas, mas para reduzir a morbilidade e a mortalidade é fundamental que uma equipe interprofissional possa educar e gerir as pessoas com LES.

O fisioterapeuta deverá preconizar:

- Educação em saúde: educar o paciente e a família para evitar os desencadeadores que provocam surtos. As medidas físicas e de estilo de vida e o apoio emocional desempenham papel central na gestão do LES. Pacientes com LES devem ser bem instruídos sobre a patologia da doença, o potencial envolvimento de órgãos e a importância da medicação e do controle da condição. Devem ser encorajadas técnicas de redução do estresse, boa higiene do sono, exercícios e apoio emocional. O fumo pode agravar os sintomas do LES e os pacientes devem ser educados sobre a importância da cessação do tabagismo. A fotoproteção é vital e deve-se evitar a exposição direta ao sol, por meio de um cronograma adequado para a realização das atividades de vida diária. Deve-se ainda fazer uso de roupas escuras e leves utilizando protetores solares (UV-A e UV-B) com fator de proteção solar (FPS) de 30 ou mais.[22]
- Importância de programas de exercício físico com práticas regulares (sozinhos ou em grupo), respeitando os limites e atuando de forma gradativa para a modalidade que se adapta ao paciente, evitando a fadiga excessiva devido à modalidade.[22]
- Diminuição da intensidade da dor por meio de recursos termofotoeletroterapêuticos e terapia manual, sempre levando em consideração a preferência do paciente.

CONSIDERAÇÕES FINAIS

O LES é uma condição reumática que apresenta maior prevalência em mulheres afrodescendentes com 20 a 45 anos de vida, com causa ainda desconhecida, podendo ser multissistêmico, com fases de remissão e ativação. Atualmente as taxas de sobrevida encontram-se altas e cada vez mais é amplamente divulgada a importância do diagnóstico precoce.

Fisioterapeutas fazem parte da equipe multidisciplinar em saúde que irá acompanhar durante toda a vida o paciente, contribuindo para a educação em saúde, melhora da dor, fadiga, condicionamento cardiorrespiratório e os distúrbios do sono.

CASO CLÍNICO

Paciente U.B.E., 35 anos, feminino, casada, professora, diagnosticada com lúpus eritematoso sistêmico há mais de 10 anos, índice de massa corporal (IMC) 23 kg/m^2, não realiza atividade física regularmente. Procurou o serviço de fisioterapia com queixa de dores (7 de 10 na Escala Numérica da Dor) e presença de fadiga frequente (5 pontos na Escala de Gravidade da Fadiga). Também relata dificuldade em realizar suas atividades de vida diária, pois, além do aumento da fadiga, piora a presença da dor. Apresenta marcha claudicante e faz uso de tratamento medicamentoso para controle, como o hidróxido de cloroquina e corticoides, a fim de controlar o curso clínico do LES.

Exame físico

- Presença de edema em região de tornozelo D com cacifo grau 3 (cacifo é um sinal clínico avaliado por meio da pressão digital sobre a pele).
- Grau de força 3 para o membro inferior direito e 5 para o membro inferior esquerdo.
- Amplitude de movimento de membros inferiores preservada.

Objetivos fisioterapêuticos

- Educar a paciente quanto a sua condição.
- Diminuir o edema do tornozelo.
- Eliminar a dor e a incapacidade funcional.
- Aumentar a força muscular de membros inferiores e de quadris.
- Diminuir a fadiga e estimular a realização de atividade física regular.

Condutas fisioterapêuticas

- Educação à paciente que é portadora de LES é crucial para a evolução dos tratamentos medicamentosos e fisioterapêuticos, principalmente no que tange a prevenir a cinesiofobia (medo de se movimentar) devido ao possível surgimento de fadiga. A realização da prática de atividade física regular é crucial, mas que seja realizada iniciando com baixa intensidade e aumentando de acordo com a adaptação da paciente. Além disso, considerar que realizar a escuta ativa e com empatia em todo o processo é o norteador para a plena evolução fisioterapêutica e a qualidade de vida.

- Realização de exercícios metabólicos pelo menos 2 vezes ao dia em todos os movimentos da articulação de tornozelo.
  - Realização de indicação de uso de meias compressivas para alívio dos desconfortos.
- Utilizar recursos eletrotermofototerapêuticos e cinesioterapia passiva e ativa.
  - Rever conjuntamente com a paciente as atividades de vida diária que mais estão prejudicadas e desenvolver estratégias para o retorno mais breve possível para realizá-las.
- Utilização de exercícios de fortalecimento de média intensidade com evolução para maiores intensidades, intercalando em cadeia cinética aberta e fechada, de acordo com a aptidão e o aceite do paciente, variando as estratégias sempre que possível.
- Estimular a realização de atividade física regular e possibilitar o controle da fadiga.

REFERÊNCIAS BIBLIOGRÁFICAS

1. Tunnicliffe DJ, Singh-Grewal D, Kim S, Craig JC, Tong A. Diagnosis, monitoring, and treatment of systemic lupus erythematosus: a systematic review of clinical practice guidelines. Arthritis Care Res (Hoboken). 2015 Oct;67(10):1440-52.
2. Borba EF, Latorre LC, Brenol JCT, Kayser C, Silva NA, Zimmermann AF, et al. Consenso de lúpus eritematoso sistêmico. Revista Brasileira de Reumatologia. 2008;48(4):196-207.
3. Faurschou M, Starklint H, Halberg P, Jacobsen S. Prognostic factors in lupus nephritis: diagnostic and therapeutic delay increases the risk of terminal renal failure. J Rheumatol. 2006;33:1563-9.
4. Flanc RS, Roberts MA, Strippoli GF, et al. Treatment for lupus nephritis. In: The Cochrane Library, Issue 3, 2014. Chichester: John Wiley & Sons, 2003.
5. Madhok R, Wu O. Systemic lupus erythematosus. BMJ Clin Evid. 2009 Jul 21;2009:1123.
6. Jiménez S, Cervera R, Font J, Ingelmo M. The epidemiology of systemic lupus erythematosus. Clin Rev Allergy Immunol. 2003;25:3-12.
7. Kumar K, Chambers S, Gordon C. Challenges of ethnicity in SLE. Best Pract Res Clin Rheumatol. 2009;23:549-61.
8. Pons-Estel GJ, Alarcon GS, Scofield L, Reinlib L, Cooper GS. Understanding the epidemiology and progression of systemic lupus erythematosus. Semin Arthritis Rheum. 2010;39:257-68.
9. Somers EC, Marder W, Cagnoli P, Lewis EE, DeGuire P, Gordon C, et al. Population-based incidence and prevalence of systemic lupus erythematosus: the Michigan Lupus Epidemiology and Surveillance program. Arthritis Rheumatol. 2014;66:369 78.
10. Arnold WJ (ed.). American Rheumatism Association Glossary Committee: Dictionary of the rheumatic diseases. v.I: Signs and symptoms (American College of Rheumatology, 1982).
11. Hochberg MC. Updating the American College of Rheumatology revised criteria for the classification of systemic lupus erythematosus. Arthritis Rheum. 1997;40:1725.

12. Petri M, Orbai A-M, Alarcón GS, Gordon C, Merrill JT, Fortin PR, et al. Derivation and validation of the Systemic Lupus International Collaborating Clinics classification criteria for systemic lupus erythematosus. Arthritis Rheum. 2012;64:2677-86.
13. Tazi Mezalek Z, Bono W. Challenges for lupus management in emerging countries. Presse Med. 2014;43 6 Pt 2: e209-20.
14. Costi LR, Iwamoto HM, Neves DCO, Caldas CAM. Mortalidade por lúpus eritematoso sistêmico no Brasil: avaliação das causas de acordo com o banco de dados de saúde do governo. Rev Bras Reumatol. 2017 Dec;57(6):574-82.
15. Madhok R, Wu O. Systemic lupus erythematosus. BMJ Clin Evid. 2009 Jul 24;2009:1123.
16. Ahn GE, Ramsey-Goldman R. Fatigue in systemic lupus erythematosus. Int J Clin Rheumtol. 2012;7:217-27.
17. Becker-Merok A, Nossent HC. Damage accumulation in systemic lupus erythematosus and its relation to disease activity and mortality. J Rheumatolol. 2006;33(8).
18. Ad Hoc Committee on Systemic Lupus Erythematosus Response Criteria for Fatigue. Measurement of fatigue in systemic lupus erythematosus: a systematic review. Arthritis Rheum. 2007;57(8):1348-57.
19. Freire EAM. Avaliação da responsividade em qualidade de vida relacionada à saúde: um estudo prospectivo em pacientes com lúpus eritematoso sistêmico [Tese]. São Paulo: Universidade Federal de São Paulo, Escola Paulista de Medicina, Programa de Pós-Graduação em Medicina; 2008.
20. Freire EA, Guimarães E, Maia I, Ciconelli RM. Systemic lupus erythematosus symptom checklist cross-cultural adaptation to Brazilian Portuguese language and reliability evaluation. Acta Reumatol Port. 2007;32(4):341-4.
21. Gallasch CH, Alexandre NMC. The measurement of musculoskeletal pain intensity: a comparison of four methods. Rev Gaúcha Enferm. 2007;28(2):260-5.
22. Justiz Vaillant AA, Goyal A, Varacallo M. Systemic lupus erythematosus. 2022 Sep 4. In: StatPearls. Treasure Island (FL): StatPearls Publishing; 2022 Jan.
23. Fanouriakis A, Kostopoulou M, Alunno A, Aringer M, Bajema I, Boletis JN, et al. 2019 update of the Eular recommendations for the management of systemic lupus erythematosus. Annals of the Rheumatic Diseases. 2019;78:736-45.

6

Fisioterapia na fibromialgia

Mateus Dias Antunes
Mariana Arias Avila
Amélia Pasqual Marques

INTRODUÇÃO

A fibromialgia é complexa, com etiologia e patogênese indefinidas. Atualmente, a literatura científica destaca disfunções em diversos sistemas do corpo, incluindo os sistemas endócrino, imunológico, nervoso central, somatossensorial, autonômico e musculoesquelético. Os recursos fisioterapêuticos ajudam no alívio da dor e outros sintomas, bem como na promoção da saúde desses indivíduos. Neste capítulo, estão resumidas as principais características clínicas e epidemiológicas, bem como a atuação da fisioterapia na fibromialgia.

CARACTERÍSTICAS CLÍNICAS E EPIDEMIOLÓGICAS DA FIBROMIALGIA

A fibromialgia é uma síndrome (conjunto de sinais e sintomas) reumática caracterizada por dor musculoesquelética crônica, fadiga crônica e sono não reparador.[1] Outros sintomas também são comuns, como cefaleia, problemas cognitivos, distúrbios de humor, dores abdominais, outros distúrbios do sono, entre outros, o que torna o quadro clínico multifacetado.[2] Embora cada um dos sintomas pareça uma condição distinta, eles estão intimamente conectados uns aos outros como peças de um "quebra-cabeça".[3]

A fibromialgia pode ser primária (sem estar associada a outra doença) ou secundária, quando está associada a outras doenças, como artrite reumatoide, osteoartrite e lúpus eritematoso sistêmico[3] ou infecções, diabetes e distúrbios psiquiátricos ou neurológicos.

Embora a sensibilização central tenha forte participação na fibromialgia, não se sabe ainda exatamente se existe uma causa específica para o surgimento da fibromialgia, no entanto há alguns fatores em comum nos pacientes:[4]

- Fatores genéticos e epigenéticos (ainda em estudo): em alguns casos, a fibromialgia é recorrente em indivíduos da mesma família e decorrente da interação com o meio.
- Menos fibras nervosas: os pacientes com fibromialgia apresentam menor densidade de fibras nervosas na pele.
- Infecções: a fibromialgia pode aparecer logo depois infecções virais ou bacterianas.
- Traumas físicos: acidentes de carro, principalmente os que acometem a região do pescoço.
- Estresse e traumas psicológicos: situações estressantes e problemas como traumas na infância, términos de relacionamentos, perdas, problemas profissionais e em casa, dentre outros.
- Distúrbios psicológicos: ansiedade e depressão são frequentes nos pacientes com fibromialgia, podendo desencadear a síndrome ou ser uma consequência dela.

A fibromialgia tem prevalência mundial na população em geral entre 0,2 e 6,6%; em mulheres, entre 2,4 e 6,8%, nas áreas urbanas, entre 0,7 e 11,4%, nas rurais, entre 0,1 e 5,2%, e, em populações especiais, valores entre 0,6 e 15%.[5] No Brasil, observa-se prevalência da fibromialgia entre 0,2 e 4,7% da população, com maior incidência em mulheres, com proporção 8 a 20 vezes maior que nos homens, mais frequente entre 45 e 64 anos.[6] A Figura 1 mostra uma distribuição global da prevalência.

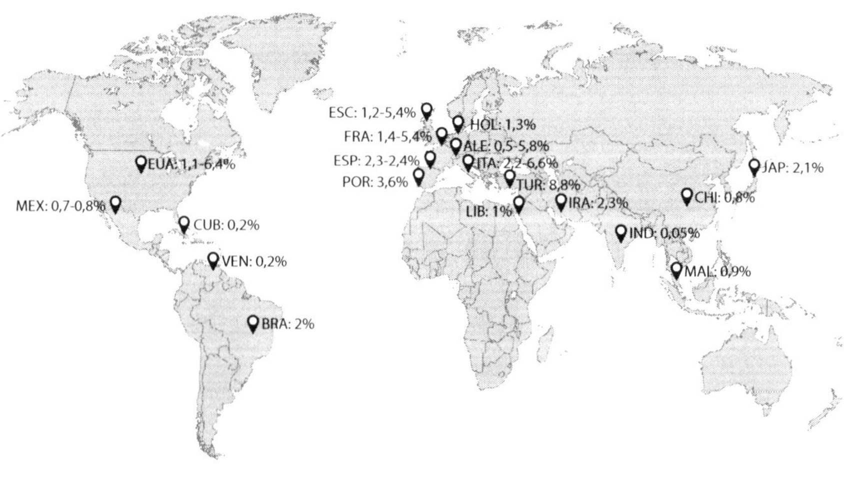

Figura 1 Distribuição global da prevalência de fibromialgia (2005-2014).
Fonte: Marques et al.,[5] p. 358.

É importante destacar que, diante da variedade do quadro clínico e da inexistência de marcador laboratorial ou exame de imagem característico da síndrome, seu diagnóstico é baseado no julgamento clínico e variável com a experiência de cada profissional,[7] pois a falta de conhecimento sobre a síndrome é frequentemente citada como a razão das indefinições e dúvidas na realização do diagnóstico.[8] Assim, torna-se essencial o conhecimento dos critérios diagnósticos para a fibromialgia. Os critérios diagnósticos da fibromialgia passaram por várias modificações em vista da atualização do conhecimento sobre a doença e das críticas realizadas aos primeiros critérios estabelecidos (Quadro 1).

Quadro 1 Critérios diagnósticos da fibromialgia de acordo com o ACR

Critério	Descrição
ACR 1990[9]	▪ 11/18 *tender points* dolorosos. ▪ Dor difusa (espalhada) e persistente por pelo menos 3 meses, sem grandes alterações. ▪ 3/4 quadrantes do corpo (superior direito e esquerdo, inferior direito e esquerdo).
ACR 2010[10]	▪ Índice de Dor Generalizada (IDG, 0-19) ≥ 7 ou entre 3-6. ▪ Escala de Gravidade dos Sintomas (ESS, 0-12) ≥ 5 ou ≥ 9. ▪ Sintomas presentes na mesma intensidade por pelo menos 3 meses. ▪ Sem outra doença que explique a dor.
ACR 2011[11]	▪ Versão autoaplicável do ACR 2010. ▪ Lista de sintomas somáticos: depressão, dor abdominal; dor de cabeça.
ACR 2016[12]	▪ IDG ≥ 7 ou entre 4-6. ▪ ESS ≥ 5 ou ≥ 9. ▪ Dor generalizada: 4/5 regiões (tronco, membros superiores direito e esquerdo, membros inferiores direito e esquerdo). ▪ Sintomas presentes no mesmo nível por pelo menos 3 meses. ▪ Diagnóstico de outras doenças NÃO exclui diagnóstico de fibromialgia.

ACR: American College of Rheumatology.

AVALIAÇÃO DO PACIENTE COM FIBROMIALGIA

A avaliação do paciente com fibromialgia deve ser global, incorporando principalmente os aspectos da dor, qualidade de vida e do sono, capacidades físicas e funcionais, bem como os aspectos psicossociais.

Avaliação da dor

A dor é o principal sintoma da fibromialgia e pode ser avaliada por diferentes instrumentos (Quadro 2).

Ainda na avaliação da dor, pode ser utilizada a dolorimetria ou a algometria, em que um aparelho com uma extremidade com uma ponteira de 1 cm^2 é usado; essa ponteira é pressionada perpendicularmente à superfície da pele, e um manômetro (analógico ou digital) registra a pressão exercida.[13] A algometria é considerada por alguns pesquisadores uma medida mais objetiva de sensibilidade à dor por pressão.

Quadro 2 Instrumentos de avaliação da dor

Instrumento	Descrição de uso
Escala Visual Analógica (EVA)[13]	O paciente marca com um traço vertical sobre uma linha horizontal de 10 cm, com 0 na extremidade esquerda (nenhuma dor) e 10 na extremidade direita (pior dor imaginável), o local que melhor identifica sua dor.
Escala Verbal de Dor[13]	A dor é classificada em categorias (nenhuma, leve, moderada, grave e insuportável), e solicita-se ao paciente que selecione a palavra que melhor descreve sua dor.
Escala de Faces[14]	Usando uma escala de desenhos de face, sendo a face da esquerda uma face neutra (que equivale ao 0 em uma escala numérica de dor de 0-10), e a face da direita uma face com semblante de sofrimento (equivalente a 10 na escala numérica de dor), solicita-se ao paciente escolher a face que melhor representa a intensidade de sua dor. Disponível em: https://www.iasp-pain.org/resources/faces-pain-scale-revised/.
Escala Numérica de Dor[14]	Avalia a intensidade da dor de acordo com uma escala reta de 10 cm, sendo que 0 representa nenhuma dor e 10 a pior dor imaginável. Os pacientes devem ser instruídos a marcar o número que melhor reflete os sintomas dolorosos naquele momento.
Mapa da dor[13]/*Michigan Body Map*[15]	O paciente recebe uma figura do corpo humano (frontal e traseira) e é instruído a pintar as regiões em que sente dor. O *Michigan Body Map* tem, assinaladas, as 19 áreas do IDG, sendo considerado específico para a fibromialgia.
Questionário de Dor de McGill[13]	O paciente deve escolher, entre 78 palavras, as que descrevem sua dor. As palavras estão organizadas em 4 categorias (sensorial, afetiva, avaliativa e mista).

IDG: Índice de Dor Generalizado.

Qualidade de vida

O *Fibromyalgia Impact Questionnaire* (FIQ), traduzido e adaptado para a população brasileira por Marques et al.,[16] é considerado um instrumento confiável e válido para avaliar o impacto da fibromialgia na qualidade de vida do indivíduo. O FIQ é composto por 19 questões, organizadas em 10 itens: capacidade funcional, bem-estar, faltas no trabalho, capacidade para o trabalho, dor, fadiga, cansaço matinal, rigidez, ansiedade e depressão.[16] O escore total do FIQ é obtido pela somatória dos itens, podendo variar de 0 a 100. Os valores mais altos indicam maior impacto da fibromialgia sobre a qualidade de vida. O escore total também é classificado como comprometimento leve (0 a 38) a grave (59 a 100).[16] Na média, pacientes com fibromialgia apresentam pontuações de cerca de 50; pacientes com quadros mais graves apresentam pontuações acima de 70; considera-se 14% uma mudança clinicamente relevante.

O *The Medical Outcomes Study 36 item Short-Form Health Survey* (SF-36) é dividido em componentes físico, que determina, por meio da avaliação dos domínios que o compõem (capacidade funcional, aspectos físicos, dor e estado geral de saúde), o estado físico do indivíduo e o componente mental, que também é composto por domínios (vitalidade, aspectos emocionais, aspectos sociais e saúde mental) e mostra a situação do estado psicoemocional do paciente. Nesse instrumento, cuja pontuação vai de 0 a 100 para cada domínio, uma pontuação maior indica melhor estado de saúde e, consequentemente, melhor qualidade de vida.[17]

Qualidade do sono

Na avaliação da qualidade do sono utiliza-se o Índice da Qualidade do Sono de Pittsburgh (IQSP), composto por 19 itens, que são agrupados em 7 componentes, cada qual pontuado em uma escala de 0 a 3. Os componentes são, respectivamente:

1. Qualidade subjetiva do sono.
2. Latência do sono.
3. Duração do sono.
4. Eficiência habitual do sono.
5. Alterações do sono.
6. Uso de medicações para o sono.
7. Disfunção diurna.

Os escores dos 7 componentes são somados para conferir uma pontuação global do IQSP, que varia de 0 a 21. Pontuações de 0 a 4 indicam boa qualidade do sono, de 5 a 10 qualidade ruim e acima de 10 indicam distúrbio do sono.[18]

A Escala de Epworth também pode ser aplicada para avaliar e quantificar o grau de sonolência diurna durante 8 atividades rotineiras. As respostas atingem valor máximo de 24 pontos e mínimo de 0 pontos, sendo:

- 1 a 6 pontos: sono normal.
- 7 a 8 média: de sonolência.
- 9 a 24 pontos: sonolência anormal (possivelmente patológica).[19]

Ansiedade e depressão

O Inventário de Ansiedade Traço-Estado (Idate) pode ser utilizado para quantificar componentes subjetivos relacionados à ansiedade. O Idate apresenta uma escala que avalia o estado (Idate-E) de ansiedade que reflete uma reação transitória diretamente relacionada a uma situação de adversidade que se apresenta em dado momento e traço de ansiedade (Idate-T) que se refere a um aspecto mais estável relacionado à propensão do indivíduo para lidar com maior ou menor ansiedade ao longo da vida.

A pontuação de cada instrumento é variável de 20 a 80, e o resultado é categorizado de acordo com a pontuação. Os valores acima de 49 correspondem a um padrão alto de ansiedade; entre 33 e 49, intermediário; abaixo de 33, baixo.[20]

Já os sintomas depressivos podem ser avaliados pela Escala de Depressão de Beck (versão II), que foi traduzida e validada para a língua portuguesa e possui 21 questões com 4 alternativas cada, pontuadas de 0 a 3. A depressão é classificada em leve (0 a 18 pontos), moderada (19 a 29 pontos) e grave (30 a 62 pontos).[21]

Um instrumento bastante utilizado para avaliação de ansiedade e depressão é a Escala Hospitalar de Depressão e Ansiedade (HADS), que é constituída por 14 itens divididos em 2 domínios (depressão e ansiedade) com 7 itens cada. Os itens possuem uma escala Likert de 4 pontos (de 0 a 3), resultando em escores totais variando de 0 a 21, tanto para ansiedade quanto para depressão. Os pontos de corte indicando sintomas moderados a graves são: domínio ansiedade $\geq$ 8 e domínio depressão $\geq$ 9.[22]

Fadiga

A Escala de Chalder é adaptada e validada para o Brasil para mensurar a gravidade da fadiga. O questionário avalia 11 itens relacionados à fadiga física ou mental, sendo considerado um instrumento confiável. Para cada item, considera-se uma avaliação de 0 a 3, de acordo com a intensidade da fadiga (0 = nunca, 1 = raramente, 2 = às vezes e 3 = sempre). Logo em seguida, realiza-se o cálculo em escore bimodal, em que os valores 0 e 1 são considerados como 0, e os valores 2 e 3, como 1. A soma com valor superior ou igual a 4 é caracterizada como fadiga.[23]

Postura

A avaliação postural global e precisa é o primeiro passo para propor e verificar a eficácia de tratamento e acompanhar a evolução dos pacientes. Na avaliação qualitativa das cadeias musculares é importante avaliar os seguintes itens, de acordo com Marques:[24]

- Aspectos que mais lhe chamam a atenção na postura do paciente.
- Cadeia inspiratória (ombros protraídos, cabeça anteriorizada, tórax em posição inspiratória, aumento da lordose lombar).
- Cadeia posterior (ângulo tibiotársico aberto, joelhos em flexão, joelhos valgos ou varos, curvas vertebrais acentuadas retificadas, ângulo coxofemoral ou aberto).
- Cadeia anterointerna da bacia (aumento da lordose lombar, flexão do quadril, rotação medial e adução do quadril, joelhos valgos).
- Cadeia anterior do braço (ombros elevados, abdução e flexao dos ombros, flexão de cotovelos, pronação dos antebraços, flexão de punhos e dedos).
- Cadeia anterointerna do ombro (adução e rotação medial de ombro).

Flexibilidade

A flexibilidade é avaliada por meio do teste do terceiro dedo-solo. Esse teste consiste na realização da flexão do tronco, com os membros superiores pendendo à frente do tronco, objetivando alcançar o chão, não sendo permitida a flexão dos membros inferiores. Com a utilização da fita métrica (em centímetros), com o paciente inicialmente em posição ortostática e os pés mantidos afastados em 10 cm, deve ser mensurada a distância da ponta do terceiro dedo da mão direita até o solo.[25]

Outra possibilidade de avaliação da flexibilidade é o flexiteste. Consiste em um método que realiza a medida e avaliação da mobilidade passiva máxima de 20 movimentos articulares. Logo em seguida, o grau dessa mobilidade é classificado de acordo com uma escala que vai de 0 (flexibilidade praticamente inexistente) a 4 (flexibilidade muito grande). O ponto de maior amplitude de movimento é identificado pelos mapas de avaliação. Os valores do ponto máximo de cada movimento são somados e classificados pelo flexíndice.[25]

Cinesiofobia

A cinesiofobia, ou medo excessivo, irracional e debilitante na realização de movimentos, pode ser avaliada pela Escala Tampa de Cinesiofobia. Esse instrumento é composto por 17 perguntas que abordam a dor e a intensidade dos sintomas, e os escores variam de 1 a 4 pontos. Quanto maior a pontuação, maior o grau de cinesiofobia, mais especificamente um total de 37 pontos ou menos sugere baixos níveis de cinesiofobia e pontuações acima de 37 sugerem altos níveis de cinesiofobia.[26]

Capacidade funcional

A capacidade funcional pode ser avaliada por testes físicos que envolveram os membros superiores (dinamometria) e os membros inferiores (teste de caminhada de 6 minutos), além da aplicação de questionários para avaliação da funcionalidade, como a Escala Funcional Específica do Paciente (EFEP) e a Escala de Avaliação de Incapacidades da Organização Mundial da Saúde (WHODAS).

A dinamometria é realizada por meio de um dinamômetro hidráulico manual, um instrumento válido por possuir boa confiabilidade. O aparelho deve ser posicionado ao lado do corpo, estando o paciente sentado, com o braço totalmente estendido, apontando o aparelho para a superfície terrestre, onde o avaliado deve ser instruído a apertá-lo durante cerca de 2 a 3 segundos. Deve-se realizar o teste em ambos os membros superiores e repetir esse procedimento 3 vezes, alternadamente. Considera-se o maior valor obtido ao final das 3 séries executadas, adotando o valor referente ao membro superior predominante.[27]

Já o teste de caminhada de 6 minutos deve ser realizado em um corredor plano, apresentando as dimensões de 30 m de comprimento por 1,5 m de largura. O avaliado deve ser instruído a caminhar a maior distância possível, em uma velocidade confortável, durante 6 minutos. O avaliador deve registrar a distância percorrida em metros ao final de cada teste.[27]

A EFEP foi desenvolvida por Stratford et al.,[28] com o objetivo de avaliar, sob a perspectiva do paciente, até 5 atividades que ele tenha dificuldade de desempenhar por causa de seu problema de saúde. O paciente, depois de escolher as 5 atividades, deve dar a cada uma delas uma pontuação de 0 a 10, sendo 0 equivalente à impossibilidade de realizar a atividade e 10 equivalente à capacidade de realização da atividade antes do problema de saúde. Essa escala deve ser repetida depois da realização do tratamento, para verificar a evolução do paciente sobre cada uma das atividades previamente elencadas.

A escala WHODAS 2.0 foi desenvolvida pela OMS, com o objetivo de refletir a Classificação Internacional de Incapacidade, Funcionalidade e Saúde (CIF). O instrumento tem 6 domínios (cognição, mobilidade, autocuidado, relacionamento, atividades de vida e participação). O paciente responde, para cada pergunta, quanta dificuldade teve nos últimos 30 dias, para cada uma das atividades do questionário, sendo atribuídas as pontuações a cada um dos itens: nenhum (1), leve (2), moderado (3), grave (4), extremo (5). Quanto maiores as pontuações, maior o grau de incapacidade do paciente, para cada domínio.[29]

TRATAMENTO DA FIBROMIALGIA

Devido a sua natureza complexa, o tratamento da fibromialgia é desafiador. A dor crônica generalizada é o principal alvo do tratamento.[30] Apesar disso, inúmeras comorbidades na fibromialgia requerem um olhar mais abrangente, uma vez que não só a dor crônica, mas também a fadiga, as comorbidades psicológicas e os distúrbios do sono, podem contribuir para a limitação funcional, afastamento do trabalho e isolamento social em pacientes com fibromialgia.[31]

Embora os avanços possam ter ajudado no manejo da fibromialgia fornecendo aos profissionais de saúde e pacientes caminhos alternativos de terapia, a farmacologia continua sendo uma das opções. As classes terapêuticas e os alvos da terapia farmacológica na fibromialgia são variados, incluindo terapias analgésicas clássicas, como opiáceos, e vão até antidepressivos, anticonvulsivantes e outros. No entanto, o uso isolado de medicamentos sem outras intervenções não é recomendado, mas, sim, um trabalho multiprofissional, com a inclusão do fisioterapeuta, pois se sabe que diferentes recursos fisioterapêuticos podem contribuir para melhorar a qualidade de vida desses pacientes, podendo reduzir significativamente a dor, melhorando assim a função física.[30,31]

Exercícios

A dor durante o exercício é uma razão conhecida para evitar a atividade física, o que aumenta o risco de sedentarismo nas pessoas com fibromialgia;[32] a inatividade leva a diminuição da aptidão cardiovascular, força e resistência muscular, o que se associa a maiores níveis de dor nessa população.[33] O exercício físico tem um impacto no bem-estar físico e psicológico e pode ser um meio de redução da medicação.[34]

A EULAR (The European Alliance of Associations for Rheumatology) destaca como "forte" recomendação a realização de exercícios, principalmente devido a seu efeito sobre a dor, função física e bem-estar, disponibilidade, custo relativamente baixo e relativa segurança. Entretanto, ainda não existem estudos que comprovem que um tipo de exercício é superior a outro para pacientes com fibromialgia.[35] Dentre os exercícios, destaca-se a fisioterapia aquática, que melhora o bem-estar, os sintomas e o 9i, e pode ser muito importante no manejo da fibromialgia,[36] sendo recomendada como abordagem terapêutica não farmacológica no manejo de pacientes com fibromialgia.[37]

A melhora da dor pode ser em parte devida ao calor da água, que proporciona benefícios imediatos para dores musculares ou rigidez, que muitas vezes limitam a tolerância ao exercício em terra. Essa redução dos sintomas pode aumentar a autoeficácia para exercícios, humor, sono, dentre outros, o que pode se traduzir em melhora geral na qualidade de vida. O exercício na água pode ser uma maneira atraente de começar a se exercitar e influenciar na melhor adesão à prática de exercício físico, especialmente para participantes descondicionados.[37]

Outro tipo de exercício que pode ser uma boa opção é o método Pilates, pois possui exercícios para mobilizar, alongar e fortalecer os músculos e tem mostrado benefícios de melhora da dor e da qualidade de vida para indivíduos com fibromialgia,[37] mostrando-se tão efetivo quanto a fisioterapia aquática para essa população.[38]

Terapia manual

A terapia manual tem sido cada vez mais estudada como tratamento para essa população, pois atua nas vias nociceptivas ascendentes possivelmente envolvidas no processo de sensibilização central, melhorando a dor por meio de mecanismos mecânicos e neurofisiológicos.[39] O uso da terapia manual como manejo fisioterapêutico de pacientes com fibromialgia já demonstrou efeito na melhora do impacto de seus sintomas, principalmente na dor e na qualidade de vida.[39,40]

A massoterapia, como um dos tratamentos complementares e alternativos, tem sido amplamente utilizada para o cuidado em fibromialgia, pois pode melhorar a dor, a ansiedade, a depressão e os distúrbios do sono.[41] Com o intuito de verificar a eficácia de diferentes estilos de massagem terapêutica na fibromialgia, uma metanálise mostra que a liberação miofascial teve grandes efeitos positivos na dor e efeitos médios na ansiedade e depressão no final do tratamento, em contraste com o placebo; os efeitos sobre a dor e a depressão foram mantidos a médio e curto prazo, respectivamente. No geral, a maioria dos estilos de massagem terapêutica melhorou consistentemente a qualidade de vida dos indivíduos com fibromialgia.[42]

Eletrotermofototerapia

Durante as últimas décadas, tem havido crescentes evidências sobre o papel da eletroterapia no tratamento da fibromialgia. Uma revisão proposta por Coskun Benlidayi[43] mostra que a estimulação elétrica nervosa transcutânea (TENS), a estimulação cerebral não invasiva (corrente direta transcraniana/estimulação magnética) e a amplificação de luz por emissão estimulada de radiação (*Laser*) são as técnicas de eletrotermofototerapia mais comumente utilizadas na fibromialgia, com efeitos positivos sobre a dor e pouco/nenhum efeito colateral. Dailey et al.[44] mostraram que a aplicação da TENS em pacientes com fibromialgia foi capaz de reduzir a dor induzida pelo movimento e a fadiga.

Terapias complementares integrativas

Apesar de diversos avanços recentes nas estratégias de tratamento para fibromialgia, muitos pacientes ainda têm dor em longo prazo, portanto muitos outros tipos de abordagens não farmacológicas estão sendo utilizadas, principalmente as práticas complementares e integrativas.[45] Coletivamente, as evidências demonstram que algumas modalidades de terapias complementares (p. ex., acupuntura, dietas, fitoterapia, homeopatia, massagem e suplementos) apontam uma promessa significativa para o tratamento da dor associada a muitas condições musculoesqueléticas. Por essa razão, as terapias complementares ganharam popularidade crescente, particularmente entre indivíduos com fibromialgia para os quais a medicina tradicional tem sido ineficaz no alívio dos sintomas.[46]

Educação do paciente na fibromialgia

As recomendações revisadas da EULAR para o tratamento da fibromialgia indicam que a estratégia inicial deve se concentrar na educação do paciente e em intervenções não farmacológicas.[35] A educação em saúde é um dos principais itens para viabilizar a promoção da saúde no mundo, pois deve tornar as pessoas aptas a assumir o controle e a responsabilidade sobre sua própria saúde e a saúde de seu território, bem como prepará-las para o empoderamento, a tomada de decisões, a participação, o controle social e a atuação sobre os condicionantes e determinantes de sua saúde e qualidade de vida.[47]

Devido à natureza crônica da fibromialgia, os indivíduos lidam negativamente com a síndrome e suas consequências. Para enfrentar esse problema, intervenções e programas apenas educativos ou associados ao exercício físico têm sido desenvolvidos para promover a saúde das pessoas com fibromialgia. Esses programas são direcionados à otimização do cuidado por meio de orientações aos pacientes fornecidas por diversos profissionais de diferentes áreas do conhecimento, orientando-os sobre como controlar a dor e lidar com os problemas associados a seu estilo de vida, além de reconhecer a legitimidade da doença, assegurando às pessoas com fibromialgia a benignidade das suas dores.

A educação do paciente deve ser baseada em material escrito ou em qualquer outro formato que forneça conhecimento e informações sobre a natureza do transtorno, o tratamento, as estratégias e os resultados esperados.[31,47]

No Brasil, um exemplo é um programa educacional interdisciplinar de promoção da saúde denominado *Amigos de Fibro*,[48,49] que se mostrou muito promissor de acordo com a avaliação de profissionais de saúde e indivíduos com fibromialgia. Além disso, pode-se sugerir o uso de aplicativos para celular visando à promoção do autocuidado como recurso complementar de saúde. Um exemplo é o *ProFibro*, o primeiro aplicativo móvel gratuito em português do Brasil para fibromialgia, que apresenta como funções a educação do paciente por meio de animação, automonitoramento, estratégias de sono, programa de exercícios físicos, prática de gratidão, ajustes familiares e dicas por meio de notificações.

CASO CLÍNICO

Paciente F. V. M., 34 anos, gênero feminino, advogada há 14 anos, trabalhou em escritório de advocacia por 9 anos e atualmente é autônoma (há 5 anos trabalha com mulheres em situação de risco, especialmente moradoras de rua). É solteira, não tem filhos, reside com os pais na cidade de São Carlos, SP. Tem histórico de depressão (diagnosticada aos 16 anos de idade) e fibromialgia (diagnosticada aos 28 anos). Tem ensino superior completo e pós-graduação *lato sensu* em Justiça, Gênero e Direitos Humanos das mulheres. Tem renda mensal superior a 15 mil reais.

F. V. M. chega ao setor utilizando dispositivo auxiliar de marcha (bengala simples), com dificuldade para caminhar, sentar e levantar da cadeira. Para andar, refere dor na região da coluna lombar e nos joelhos, e ao sentar a dor continua na lombar e passa para os ombros. Durante a anamnese, a paciente relatou que começou a sentir dores fortes, que iniciaram na região cervical e lombar e foram se "espalhando" ao longo do tempo, após um episódio de assédio moral que sofreu no trabalho, que resultou em seu desligamento do escritório de advocacia em que trabalhava. Conseguiu o diagnóstico somente 2 anos depois, quando seu psiquiatra a encaminhou para um reumatologista, que solicitou os exames de sangue e imagem e deu o diagnóstico. Um ano depois, tentou o suicídio ingerindo grande quantidade de medicamentos, e faz acompanhamento psiquiátrico desde então. Há 1 mês teve uma crise de pânico e ficou internada por cerca de 15 dias. Durante esse período, sofreu um aborto, e ficou hospitalizada por uma semana a mais do que o previsto inicialmente, o que causou grande decepção, impactando na forma como estava lidando com a doença. A paciente tem 1,58 m de altura e 54 kg. Praticava corrida antes de começar a sentir as dores no corpo, mas atualmente não consegue praticar nada. Relata que acorda cansada todos os dias, com a impressão de que não descansou nada durante a noite, apesar de relatar dormir durante cerca de 10 horas por noite. Considera-se ateia e relata não acreditar em nada. No momento da avaliação, numa escala numérica de 0 a 10 em que valores mais altos indicam piora dos sintomas, relatou 9 para a dor e 8 para a fadiga.

Questões a serem debatidas

Quais aspectos devem ser avaliados, neste caso? Que instrumentos devem ser utilizados para cada variável?

Sugestão: avaliação da dor (BPI), qualidade do sono (PSQI), ansiedade (Idate), depressão (BDI ou HADS), catastrofização (PCS), impacto da fibromialgia na qualidade de vida (FIQ ou FIQ R), capacidade funcional (TC6'), postura, flexibilidade.

Em relação ao tratamento, o que pode ser proposto? De que forma o tratamento fisioterapêutico pode auxiliar nos diferentes aspectos avaliados?

A fisioterapia pode ajudar em praticamente todos os aspectos importantes do quadro da referida paciente. As primeiras intervenções podem ser iniciadas de maneira simultânea: educação da paciente em relação a sua saúde (aqui, englobar aspectos sobre educação em dor) e exercícios físicos (pode-se sugerir, por exemplo, exercícios aquáticos, exercícios aeróbios simples – como caminhada – ou exercícios mais específicos, como Pilates ou ioga). Para as queixas relacionadas à coluna, pode-se propor a utilização de agentes eletrofísicos (p. ex., TENS) como recurso adjuvante, bem como a terapia manual e a acupuntura. Simultaneamente, deve-se referir a paciente para profissionais de saúde mental, a fim de que os aspectos de depressão, ansiedade, catastrofização e cinesiofobia sejam trabalhados com a equipe interprofissional.

CONSIDERAÇÕES FINAIS

A fibromialgia é uma síndrome que interfere negativamente na qualidade de vida de seus portadores. O tratamento inicial indicado são as abordagens não farmacológicas. Exercícios regulares por meio da fisioterapia e da terapia cognitivo-comportamental estão entre as opções não farmacológicas mais eficazes. A abordagem personalizada e a educação do paciente também são os principais impulsionadores do sucesso do tratamento.

A fisioterapia contribui para o alívio dos sintomas da dor e também pode ajudar a reduzir a rigidez e a fadiga. Além do exercício, os fisioterapeutas usam uma ampla gama de recursos e também podem auxiliar os indivíduos com fibromialgia a promover sua saúde e qualidade de vida. Os pacientes precisam de informações facilmente compreensíveis e talvez gráficas sobre seus sintomas, curso clínico da síndrome e possíveis opções terapêuticas.

REFERÊNCIAS BIBLIOGRÁFICAS

1. Sarzi-Puttini P, Giorgi V, Marotto D, Atzeni F. Fibromyalgia: an update on clinical characteristics, aetiopathogenesis and treatment. Nature Reviews Rheumatology. 2020;16(11):645-60.
2. Coskun Benlidayi I. Fibromyalgia as a challenge for patients and physicians. Rheumatology International. 2018;38(12):e2345.
3. Coskun Benlidayi I. Role of inflammation in the pathogenesis and treatment of fibromyalgia. Rheumatology International. 2019;39(5):781-91.
4. Uceyler E. Pathophysiology of fibromyalgia syndrome: updated guidelines 2017, overview of systematic review articles and overview of studies on small fiber neuropathy in FMS subgroups. Schmerz. 2017;31(3):239-45.
5. Marques AP, Santo ASE, Berssaneti AA, Matsutani LA, Yuan SLK. Prevalence of fibromyalgia: literature review update. Revista Brasileira de Reumatologia. 2017;57(4):356-63.
6. Alves RC, Nepomuceno VR, Marson PG, Neto JB, Silveira JM, Rodrigues ESR, et al. Aspectos epidemiológicos e diagnóstico da fibromialgia na Região Norte do Brasil. Research, Society and Development. 2022;11(4):e53511427704-e53511427704.
7. Heymann RE, Paiva ES, Martinez JE, Helfenstein M, Rezende MC, Provenza JR, et al. Novas diretrizes para o diagnóstico da fibromialgia. Revista Brasileira de Reumatologia. 2017;57(2):467-76.

8. Perrot S, Choy E, Petersel D, Ginovker A, Kramer E. Survey of physician experiences and perceptions about the diagnosis and treatment of fibromyalgia. BMC Health Services Research. 2012;12(1):1-8.
9. Wolfe F, Smythe HA, Yunus MB, Bennett RM, Bombardier C, Goldenberg DL, et al. The American College of Rheumatology 1990 criteria for the classification of fibromyalgia. Arthritis & Rheumatism. 1990;33(2):160-72.
10. Wolfe F, Clauw DJ, Fitzcharles MA, Goldenberg DL, Katz RS, Mease P, et al. The American College of Rheumatology preliminary diagnostic criteria for fibromyalgia and measurement of symptom severity. Arthritis Care and Research. 2010;62(5):600-10.
11. Wolfe F, Clauw DJ, Fitzcharles MA, Goldenberg DL, Häuser W, Katz RS, et al. Fibromyalgia criteria and severity scales for clinical and epidemiological studies: a modification of the ACR preliminary diagnostic criteria for fibromyalgia. Journal of Rheumatology. 2011;38(6):1113-22.
12. Wolfe F, Clauw DJ, Fitzcharles MA, Goldenberg DL, Häuser W, Katz RL, et al. 2016 revisions to the 2010/2011 fibromyalgia diagnostic criteria. Seminars in Arthritis and Rheumatism. 2016;46(3):319-29.
13. Marques AP, Assumpção A, Matsutani LA. Fibromialgia e fisioterapia: avaliação e tratamento. 2. ed. Barueri: Manole; 2015.
14. Bieri D, Reeve RA, Champion GD, Addicoat L, Ziegler JB. The Faces Pain Scale for the self--assessment of the severity of pain experienced by children: development, initial validation, and preliminary investigation for ratio scale properties. Pain. 1990;41(2):139-50.
15. Brummett CM, Bakshi RR, Goesling J, Leung D, Moser SE, Zollars JW, et al. Preliminary validation of the Michigan Body Map (MBM). Pain. 2016;157(6):1205-12.
16. Marques AP, Santos AMB, Assumpção A, Matsutani LA, Lage LV, Pereira CAB. Validação da versão brasileira do Fibromyalgia Impact Questionnaire (FIQ). Revista Brasileira de Reumatologia. 2006;46(1):24-31.
17. Ciconelli RM, Ferraz MB, Santos W, Meinão I. Tradução para a língua portuguesa e validação do questionário genérico de avaliação de qualidade de vida SF-36. Rev Bras Reumatol. 1999;30(3):143-50.
18. Osorio CD, Gallinaro AL, Lorenzi-Filho G, Lage LV. Sleep quality in patients with fibromyalgia using the Pittsburgh Sleep Quality Index. The Journal of Rheumatology. 2006;33(9):1863-5.
19. Johns MW. A new method for measuring daytime sleepiness: the Epworth Sleepiness Scale. Sleep. 1991;14(6):540-5.
20. Biaggio AMB, Natalício L. Manual para o Inventário de Ansiedade Traço-Estado (Idate). Rio de Janeiro: Centro Editor de Psicologia Aplicada – CEPA; 1979.
21. Gomes-Oliveira MH, Gorenstein C, Neto FL, Andrade LH, Wang YP. Validation of the Brazilian Portuguese version of the Beck Depression Inventory-II in a community sample. Revista Brasileira de Psiquiatria. 2012;34(785):389-94.
22. Marcolino JA, Mathias LA, Piccinini Filho L, Guaratini AA, Suzuki FM, Alli LA. Hospital Anxiety and Depression Scale: a study on the validation of the criteria and reliability on preoperative patients. Revista Brasileira de Anestesiologia. 2007;57(1):52-62.
23. Cho HJ, Costa E, Menezes PR, Chalder T, Bhugra D, Wessely S. Cross-cultural validation of the Chalder Fatigue Questionnaire in Brazilian primary care. Journal of Psychosomatic Research. 2007;62(3):301-4.
24. Marques AP. Cadeias musculares: um programa para ensinar avaliação fisioterapêutica global. São Paulo: Manole; 2005.
25. Araújo CGS. Flexiteste: um método completo de avaliação da flexibilidade. São Paulo: Manole; 2005.
26. Siqueira FB, Teixeira-Salmela LF, Magalhães LD. Escala de Tampa de Cinesiofobia-Brasil. Acta Ortopédica Brasileira. 2007:15(1):19-24.

27. Homann D, Goes SM, Timossi LDS, Leite N. Avaliação da capacidade funcional de mulheres com fibromialgia: métodos diretos e autorrelatados. Revista Brasileira de Cineantropometria & Desempenho Humano. 2011;13(4):292-8.
28. Stratford P, Gill C, Westaway M, Binkley J. Assessing disability and change on individual patients: a report of a patient specific measure. Physiotherapy Canada. 1995;47(4):258-63.
29. Silveira C, Parpinelli MA, Pacagnella RC, Camargo RS, Costa ML, Zanardi DM, et al. Adaptação transcultural da Escala de Avaliação de Incapacidades da Organização Mundial de Saúde (WHODAS 2.0) para o português. Revista da Associação Médica Brasileira. 2013;59(3):234-40.
30. Araújo FM, DeSantana JM. Physical therapy modalities for treating fibromyalgia. F1000Research. 2019;8(106):1-6.
31. Antunes MD, Marques AP. The role of physiotherapy in fibromyalgia: current and future perspectives. Frontiers in Physiology. 2022;1701.
32. McLoughlin MJ, Colbert LH, Stegner AJ, Cook DB. Are women with fibromyalgia less physically active than healthy women? Medicine & Science in Sports & Exercise. 2011;43(5):905-12.
33. Soriano-Maldonado A, Ruiz JR, Aparicio VA, Estévez-López F, Segura-Jiménez V, Álvarez--Gallardo IC, et al. Association of physical fitness with pain in women with fibromyalgia: The al-Ándalus Project. Arthritis Care And Research. 2015;67(11):1561-70.
34. Sauch Valmaña G, Vidal-Alaball J, Poch PR, Peña JM, Panadés Zafra R, Cantero Gómez FX, et al. Effects of a physical exercise program on patients affected with fibromyalgia. Journal of Primary Care & Community Health. 2020;11(1):1-6.
35. Macfarlane GJ, Kronisch C, Dean LE, Atzeni F, Häuser W, Fluß E, et al. Eular revised recommendations for the management of fibromyalgia. Annals of the Rheumatic Diseases. 2017;76(2):318-28.
36. Trevisan DC, Avila MA, Driusso P, Gramani-Say K, Araujo-Moreira FM, Parizotto NA. Effects of hydrotherapy on postural control of women with fibromyalgia syndrome: a single arm study. Myopain. 2015;23(3-4):125-33.
37. Zamunér AR, Andrade CP, Arca EA, Avila MA. Impact of water therapy on pain management in patients with fibromyalgia: current perspectives. Journal of Pain Research. 2019;12(1):1971-2007.
38. Medeiros SAD, Silva HJDA, Nascimento RMD, Maia JBDS, Lins CADA, Souza MCD. Mat Pilates is as effective as aquatic aerobic exercise in treating women with fibromyalgia: a clinical, randomized and blind trial. Advances in Rheumatology. 2020;60(1):1-10.
39. Schulze NB, Salemi MM, Alencar GG, Moreira MC, Siqueira GR. Efficacy of manual therapy on pain, impact of disease, and quality of life in the treatment of fibromyalgia: a systematic review. Pain Physician. 2020;23(5):461-75.
40. Nadal-Nicolás Y, Rubio-Arias JÁ, Martínez-Olcina M, Reche-García C, Hernández-García M, Martínez-Rodríguez A. Effects of manual therapy on fatigue, pain, and psychological aspects in women with fibromyalgia. International Journal of Environmental Research and Public Health. 2020;17(12):e4611.
41. Li YH, Wang FY, Feng CQ, Yang XF, Sun YH. Massage therapy for fibromyalgia: a systematic review and meta-analysis of randomized controlled trials. Plos One. 2014;9(2):e89304.
42. Yuan SLK, Matsutani LA, Marques AP. Effectiveness of different styles of massage therapy in fibromyalgia: a systematic review and meta-analysis. Manual Therapy. 2015;20(2):257-64.
43. Coskun Benlidayi I. The effectiveness and safety of electrotherapy in the management of fibromyalgia. Rheumatology International. 2020;40(10):1571-80.
44. Dailey DL, Vance CG, Rakel BA, Zimmerman MB, Embree J, Merriwether EN, et al. Transcutaneous electrical nerve stimulation reduces movement-evoked pain and fatigue: a randomized, controlled trial. Arthritis & Rheumatology. 2020;72(5):824-36.

45. Mohabbat AB, Mahapatra S, Jenkins SM, Bauer BA, Vincent A, Wahner-Roedler DL. Use of complementary and integrative therapies by fibromyalgia patients: a 14-year follow-up study. Mayo Clinic Proceedings: Innovations, Quality & Outcomes. 2019;3(4):418-28.
46. Langhorst J, Heldmann P, Henningsen P, Kopke K, Krumbein L, Lucius H, et al. Complementary and alternative procedures for fibromyalgia syndrome: updated guidelines 2017 and overview of systematic review articles. Schmerz. 2017;31(3):289-95.
47. Antunes MD, Couto LA, Bertolini SMMG, Loures FCNR, Schmitt AC, Marques AP. Effectiveness of interdisciplinary health education programs for individuals with fibromyalgia: a systematic review. Journal of Education and Health Promotion. 2021;10(64):1-8.
48. Antunes MD, Schmitt ACB, Marques AP. Amigos de Fibro (Fibro Friends): development of an educational program for the health promotion of fibromyalgia patients. Primary Health Care Research & Development. 2022;23(e44):1-7.
49. Antunes MD, Schmitt ACB, Marques AP. Amigos de Fibro (Fibro Friends): validation of an Educational Program to Promote Health in Fibromyalgia. International Journal of Environmental Research and Public Health. 2022;19(9):e5297.
50. Yuan SLK, Marques AP. Development of ProFibro: a mobile application to promote self-care in patients with fibromyalgia. Physiotherapy. 2018;104(3):311-7.

7

Fisioterapia nas dores lombar e cervical

Ingred Merllin Batista de Souza
Vinícius Cunha Oliveira
Thomaz Nogueira Burke

INTRODUÇÃO

A dor lombar (DL) e a cervical (DC) estão entre as razões mais frequentes de visitas a profissionais da saúde no mundo. A DL é, atualmente, a maior causa de anos vividos com incapacidade na população,[1] e 77% dessa incapacidade é causada por condições mais graves.[2] A DC também está entre as maiores causas de incapacidades tanto para mulheres quanto para homens.[3] O curso natural de um episódio de DC é favorável,[4] no entanto as taxas de recidiva são elevadas,[5] o que contribui para a elevada carga social e econômica global.

No contexto das DL e da DC, há uma categorização quanto à apresentação de sinais e sintomas em não específica e dores radiculares, ou presença de causas específicas, como fratura e câncer. Serão apresentadas algumas particularidades das duas primeiras categorias citadas por serem as de maior prevalência e constantemente abordadas na fisioterapia.

CARACTERÍSTICAS CLÍNICAS

Dor lombar

DL é um sintoma extremamente frequente que ocorre tipicamente entre as margens das costelas inferiores e a prega glútea inferior, podendo ou não referir sintomas para os membros inferiores.[6] Ocorre em países com alta, média e baixa renda, em todos os grupos populacionais,[7] e tem como provável etiologia uma combinação de fatores individuais e biopsicossociais. Cerca de 85% dos casos são classificadas como DL não específica,[8] ou seja, não é possível identificar a origem do estímulo nociceptivo.

Dor cervical

DC é descrita como uma experiência sensorial e emocional desagradável associada com lesão tecidual real ou potencial na região cervical, delimitada entre a linha nucal superior e a região escapular superior.[9] Estima-se que, após um episódio de DC, entre 24 e 37% dos indivíduos irão evoluir para dor persistente com duração superior a 12 meses.[10,11] A maioria dos indivíduos com DC é classificada nas 4 categorias descritas a seguir, baseando-se na apresentação dos sinais e sintomas:

1. DC com movimento limitado.
2. DC associada à lesão em chicote (mecanismo de aceleração-desaceleração cervical).
3. DC associada à presença de cefaleia.
4. DC associada com irradiação para os membros superiores (também conhecida como dor radicular).[12]

SINTOMAS NEUROLÓGICOS ASSOCIADOS COM A DOR DE COLUNA

Dor radicular

Dor radicular ocorre quando há envolvimento de raízes nervosas, popularmente chamada de ciática, quando relacionada à coluna lombar.[13] Incluem sintomas de dor irradiada para membros superiores (no caso da DC) ou inferiores (na DL), com alteração de reflexos, dermátomos e/ou miótomos. Há piora da irradiação (periferização dos sintomas) ao tossir, espirrar, na manobra de Valsalva,[14] ou durante os testes provocativos com acurácia diagnóstica satisfatória (p. ex., teste de Spurling para cervical e Lasegue para lombar).

Em relação ao termo frequentemente utilizado "hérnia discal", vale lembrar que é um achado frequente também em indivíduos assintomáticos[15] e que tendem a desaparecer com o tempo independentemente da resolução da dor associada.[16] Portanto, é desaconselhável a utilização desse e de outros termos relacionados a alteração degenerativa no exame de imagem por aumentar o risco de prognóstico desfavorável do paciente.

Estenose do canal vertebral

É uma condição pouco frequente em que há sintomas de dor, dormência e fraqueza. As regiões superior do pescoço (cervical) e inferior das costas (lombar) são as mais afetadas.[17] Tem sua causa no estreitamento do canal vertebral ou foraminal.[7]

FATORES DE RISCO E PROGNÓSTICO DAS DORES LOMBAR E CERVICAL

Fatores de risco são aqueles fatores biopsicossociais que aumentam as chances de um indivíduo desenvolver uma condição de saúde. No caso da DL, pessoas que já tiveram episódios no passado têm chance aumentada de um novo episódio.[18] A presença de condições crônicas como asma, cefaleia e diabetes,[19] assim como sintomas de ansiedade, estresse e depressão, também aumentam as chances de um episódio de DL.[20] De maneira semelhante, fatores ligados ao estilo de vida, como obesidade, baixos níveis de atividade física e o hábito de fumar, têm sido associados a episódios de DL e ao desenvolvimento de DL persistente.[21-24]

Para a DC, os fatores de risco incluem trauma cervical e lesões do esporte, além da interação de fatores biopsicossociais. Certas atividades laborais, como as desempenhadas em escritórios com uso de computadores por tempo prolongado, atividades manuais e ser profissional da saúde, têm sido relacionadas com alta incidência de DC. Fatores relacionados ao ambiente de trabalho e baixa satisfação com o trabalho parecem ser importantes.[25] Fatores que estão associados com prognósticos adversos para DC incluem história de condições musculoesqueléticas, enfrentamento passivo diante do quadro de dor e incapacidade (*passive coping style*), e estresse psicológico.[26]

AVALIAÇÃO

Raciocínio clínico na avaliação biopsicossocial da dor de coluna

O raciocínio clínico pode ser definido como a coleta e interpretação de dados biopsicossociais durante a avaliação dos pacientes com queixa de dor de coluna.[27] Sua utilização é importante para definir o diagnóstico fisioterapêutico funcional biopsicossocial e informar corretamente o prognóstico ao paciente. O esclarecimento da funcionalidade e do curso provável da condição clínica é imprescindível para uma tomada de decisão clínica compartilhada com o paciente, considerando as preferências individuais dos pacientes em conjunto com a melhor evidência disponível e a *expertise* clínica.[28] O Conselho Federal de Fisioterapia e Terapia Ocupacional (Coffito) estabelece ser competência do fisioterapeuta a elaboração do diagnóstico fisioterapêutico biopsicossocial adotando a Classificação Internacional de Funcionalidade (CIF), em suas Resoluções nº 80, de 9/5/1987, e nº 370, de 6/11/2009.

O diagnóstico fisioterapêutico é o resultado da identificação na avaliação de:

- Deficiências de estrutura (p. ex., diagnóstico diferencial das condições específicas da dor de coluna, como fratura, câncer e estenose de canal vertebral) e função (p. ex., fraqueza muscular dos músculos paravertebrais e abdominais, alta intensidade da dor de duração prolongada e não localizada, dentre outras).
- Limitações em atividades e restrições na participação social.
- Fatores contextuais pessoais e ambientais (p. ex., qualidade do sono, nível de atividade física, cinesiofobia, história de dor de coluna na família/ hereditariedade, ansiedade e depressão, suporte social, dentre outros), que influenciam na funcionalidade de forma positiva ou negativa.

Para maior eficiência no raciocínio clínico (coleta e interpretação dos dados), é fundamental o fisioterapeuta ter conceitos básicos sobre:

- Definição das condições clínicas.
- Como realizar diagnóstico cinético-funcional (acurácia diagnóstica dos principais testes, o que é sensibilidade e especificidade).
- Prognóstico.
- Principais fatores biopsicossociais de risco e prognóstico apoiados por estudos clínicos com delineamentos adequados.

ETAPAS DA AVALIAÇÃO FISIOTERAPÊUTICA NA DOR DE COLUNA

Entrevista

Durante a entrevista, o fisioterapeuta coletará a queixa principal funcional do paciente (p. ex., "não consigo dormir por causa da dor nas costas") relativa a uma condição clínica de base (p. ex., dor de coluna lombar, segundo Classificação Internacional de Doenças – CID). É necessário esclarecer possíveis fatores de risco e prognósticos relacionados, além de realizar o diagnóstico diferencial por exclusão para outras condições específicas da dor de coluna (p. ex., câncer, fraturas e problemas inflamatórios e infecciosos/espondilite anquilosante, dentre outras).

A história da condição, incluindo mecanismo de lesão, características (presença de dor, parestesia, alteração da sensibilidade e déficit motor), local (bem localizada, difusa, irradiada para um dos membros dos esqueleto apendicular) e duração, é importante para fornecer sinais e sintomas considerados "bandeiras amarelas" para prognóstico desfavorável ou "bandeiras vermelhas" para suspeita de condição específica da coluna, que deve ser mais bem investigada por especialista junto com o fisioterapeuta antes de uma tomada de decisão. Exemplo de sintoma sugestivo de bandeira vermelha: dor constante, que não alivia com atividade/movimento ao longo do dia (não mecânica), pode sugerir cálculo renal ou câncer.

Bandeiras vermelhas apresentadas nas atuais diretrizes de prática clínica

Embora a dor de coluna idiopática (não específica) represente a maior parte dos casos dessa condição de saúde, os casos restantes, com comprometimentos neurológicos ou causas específicas, precisam de um diagnóstico preciso.[29] Fisioterapeutas são orientados pelas diretrizes de prática clínica no sentido de avaliar a presença de sinais e sintomas (bandeiras vermelhas) durante a avaliação do paciente.[30]

É preciso cautela na interpretação das bandeiras vermelhas e em como agir. Em casos de suspeita, a recomendação é para esclarecimento junto a um especialista, para melhor tomada de decisão e atuação segura do profissional da saúde.

Instrumentos e escalas para utilizar na avaliação

A dor de coluna pode ser avaliada quanto a sua localização, duração e características dos sintomas e intensidade utilizando instrumentos válidos e confiáveis. Um exemplo é a Escala Numérica de Dor (END), que avalia a intensidade da dor com escore que varia de 0 a 10 pontos. Nessa escala, o indivíduo avaliado reporta a pontuação (número inteiro) que melhor reflete sua intensidade da dor em um determinado período ou situação. A mínima mudança detectável do instrumento é de 2 pontos.[31]

Em relação ao prognóstico da dor de coluna, o questionário de triagem de Örebro e o *Start Back Screening Tool*-Brasil (SBST-Brasil) são instrumentos que podem ser utilizados para identificar risco de cronificação e/ou prognóstico desfavorável do paciente.[32]

Para paciente com queixa de DL, há o questionário de incapacidade de Roland Morris,[33] um instrumento utilizado para avaliação do nível de incapacidade relacionada à DL especificamente no dia da avaliação; seu escore vai de 0 a 24 pontos, sendo 24 a maior pontuação de incapacidade. A mudança real no desfecho incapacidade ocorre quando há variação em seu escore > 8 pontos (mínima mudança detectável = 8 pontos) entre dois momentos distintos.

Outro instrumento muito útil na DL é o índice de incapacidade de Oswestry,[34] um instrumento de medida de desfecho (resultado) autorrelatado pelo paciente utilizado para avaliar a incapacidade em atividades de vida diária. Seu escore pode variar de 0 a 50 pontos, sendo 50 o maior nível de incapacidade. A mínima mudança detectável é de 17 pontos entre dois momentos distintos.

Para pacientes com queixa de DC, há o índice de incapacidade relacionada à cervical, que avalia a percepção de incapacidade e/ou funcionalidade relacionada à DC. Seu escore pode variar de 0 a 50 pontos, sendo 50 a maior pontuação para incapacidade. Esse instrumento apresenta 10 seções que avaliam a intensidade da dor, passando por cuidados pessoais, trabalho, entre outros fatores. Sua mudança mínima detectável é de 10 pontos. Mudança real no desfecho incapacidade ocorre quando há variação de seu escore > 10 pontos entre dois momentos distintos.[35]

Exame físico

O exame físico deve ser iniciado pela observação da postura e capacidade de enfrentamento do paciente desde o momento em que ele entra na sala de avaliação. Na inspeção da área, observam-se possíveis sinais e sintomas para diagnóstico diferencial (p. ex., abaulamento na região lombar condizente com fratura, se houver história de trauma e/ou quadro de osteoporose e idade avançada, acima de 60 anos).

Avaliação da marcha também é importante para identificar possíveis adaptações, sinais e sintomas condizentes com quadro nosológico de dor radicular devido a estenose de canal associado com idade avançada (claudicação associada com dor irradiada e sinais neurológicos/reflexo, dermátomo e miótomo alterados).

Outra etapa é a avaliação das amplitudes e padrões de movimento ativos da coluna. Se houver restrição, continua-se avaliando passivamente o movimento quanto à quantidade e à sensação final de movimento. É comum pacientes terem restrição de amplitudes de movimento de flexoextensão, inclinação lateral e/ou rotação em casos agudos (duração dos sintomas menor que 6 semanas) com sensação final "vazia", restrito pelo quadro álgico.

Movimentos funcionais que agravam e aliviam devem ser testados, deixando aqueles mais dolorosos por último para não prejudicar o julgamento do paciente durante o restante da avaliação. Devido à incapacidade de avaliar desempenho na sala de avaliação (ambiente controlado, não condizente com o contexto biopsicossocial do paciente), é importante a aplicação de testes funcionais validados e confiáveis para predizer a funcionalidade associada à queixa principal. São exemplos o teste de força isométrico em decúbito ventral para avaliar a resistência de força dos músculos paravertebrais e o teste de ativação do músculo transverso abdominal à palpação durante sucção abdominal em decúbito dorsal.[36]

Outros testes funcionais podem ser realizados, como o teste de 1 ou 10 repetições máximas (RM), para predizer força muscular, o teste de caminhada de 6 minutos, para predizer função cardiorrespiratória, o *Short Physical Performance Battery* (SPPB), para predizer força de membros inferiores, velocidade de marcha e equilíbrio, e o *Timed-up and Go* (TUG), para predizer mobilidade.

Há testes de flexibilidade (p. ex., Thomas modificado para flexibilidade dos músculos biarticulares/flexores do quadril e extensores do joelho, ângulo poplíteo para os músculos isquiotibiais, Ober para o músculo tensor da fáscia lata). O teste de Schober pode ser utilizado para testar a limitação substancial de flexão da coluna em casos sugestivos de espondilite anquilosante.

Para diagnóstico diferencial entre dor radicular e não específica na coluna cervical, há acurácia aceitável para os testes provocativos de Spurling, distração cervical, manobra de Valsalva e teste de tensão dos membros superiores (principalmente para o nervo mediano[37,38]).

Já para o diagnóstico diferencial entre dor radicular e não específica lombar, há evidência para utilizar os testes de Lasegue e Slump. Além dos testes provocativos, é importante testar alterações dos parâmetros neurológicos (dermátomo, miótomo e reflexo) para diagnóstico diferencial entre dor idiopática e radicular.

Exames complementares

Tanto para a DC como para a DL, exames complementares (p. ex., radiografias, tomografias computadorizadas, ressonância magnética, entre outros) não são indicados rotineiramente/com frequência, pois não têm boa acurácia diagnóstica e seu uso frequente está associado ao pior prognóstico e a gastos desnecessários com saúde.[15,39,40] Exames complementares só devem ser prescritos em casos de suspeita de condições específicas da dor de coluna (p. ex., fratura, câncer, infecções e inflamações).

DEFINIÇÃO DOS OBJETIVOS PARA O TRATAMENTO

A fim de atuar efetivamente para a resolução das queixas levantadas pelo paciente e de obter boa satisfação, é fundamental o acordo entre os envolvidos, identificando claramente o(s) objetivo(s) específico(s), que sejam mensuráveis por meio de instrumentos de medida válidos e confiáveis (de preferência utilizar pelo menos um desfecho de resultado reportado pelo paciente/*Patient-reported Outcome Measure* – PROM),[41,42] viáveis e relevantes para os pacientes em um tempo predeterminado.

É importante ter consciência do que é viável em um tempo predeterminado e negociar o que é clinicamente relevante para o paciente, considerando não somente os possíveis benefícios da intervenção, mas também os custos e potenciais efeitos adversos. Essa metodologia de definição de objetivos é denominada Smart (*Specific, Measurable, Accessible, Relevant and Timing*).[43]

INTERVENÇÕES FISIOTERAPÊUTICAS PARA DOR LOMBAR

Seguiremos as diretrizes para a prática clínica da Associação Americana de Fisioterapia para o gerenciamento da DL[44] apresentadas no Quadro 1.

Quadro 1 Intervenção, condição da dor lombar, conduta e grau de recomendação da evidência para tratamento da dor lombar

Intervenção	Condição da DL	Explicação da conduta	Grau de recomendação
Exercício físico	Aguda	Os fisioterapeutas podem utilizar intervenções incluindo ativação específica do músculo do tronco.	C
Exercício físico	Aguda com dor irradiada para a perna	Os fisioterapeutas podem utilizar intervenções incluindo ativação, fortalecimento e resistência muscular do tronco e ativação muscular específica do tronco, para reduzir a dor e a incapacidade.	B
Exercício físico	Crônica	Os fisioterapeutas devem utilizar intervenções incluindo ativação, fortalecimento e resistência muscular da região do tronco e intervenções de exercício multimodal, exercício aeróbico, exercício aquático.	A

(continua)

Quadro 1 Intervenção, condição da dor lombar, conduta e grau de recomendação da evidência para tratamento da dor lombar *(continuação)*

Intervenção	Condição da DL	Explicação da conduta	Grau de recomendação
Exercício físico	Crônica com dor irradiada para a perna	Os fisioterapeutas podem utilizar intervenções de treinamento físico, incluindo ativação específica do músculo do tronco e do controle do movimento.	B
Exercício físico	Crônica com incapacidade para controle do movimento	Os fisioterapeutas devem utilizar exercícios específicos de ativação muscular e controle do movimento do tronco.	B
Exercício físico	Crônica em idosos	Os fisioterapeutas devem utilizar o treino de exercício geral para reduzir a dor e a incapacidade.	A
Exercício físico	Pós-operatório	Os fisioterapeutas podem utilizar o treino de exercício geral.	C
Terapias manuais e outras terapias	Aguda	Os fisioterapeutas devem utilizar a mobilização da articulação axial e não axial para reduzir a dor e a incapacidade.	B
Terapias manuais e outras terapias	Crônica	Os fisioterapeutas devem utilizar a mobilização da articulação axial e não axial para reduzir a dor e a incapacidade.	A
		Os fisioterapeutas podem utilizar a mobilização *thrust* ou *nonthrust* para reduzir a dor e a inabilidade.	B
		Os fisioterapeutas podem utilizar a mobilização de tecidos moles ou massagem em conjunto com outros tratamentos para reduzir a dor e a incapacidade a curto prazo.	B
		Os fisioterapeutas podem considerar a utilização de *dry needling* em conjunto com outros tratamentos para reduzir a dor e a incapacidade a curto prazo.	C
		Os fisioterapeutas podem utilizar a mobilização neural em conjunto com outros tratamentos para melhora a curto prazo na DL crônica com dores nas pernas.	B
		Os fisioterapeutas não devem utilizar a tração mecânica na DL crônica com dores nas pernas, com base na falta de benefício quando adicionado a outras intervenções.	D

(continua)

Quadro 1 Intervenção, condição da dor lombar, conduta e grau de recomendação da evidência para tratamento da dor lombar *(continuação)*

Intervenção	Condição da DL	Explicação da conduta	Grau de recomendação
Educação	Aguda	▪ Os fisioterapeutas podem utilizar estratégias de educação ativa em vez de estratégias passivas (ou seja, proporcionar o acesso à educação apenas materiais). As estratégias de educação ativa incluem educação um a um sobre os fatores biopsicossociais para dor e técnicas de automanejo, como permanecer ativo, e técnicas de contraproteção. ▪ Podem incorporar aconselhamento sobre a história natural favorável da DL aguda como parte da estratégia de educação.	B
	Crônica	Os fisioterapeutas podem utilizar estratégias de educação padrão, mas não como tratamento isolado. As estratégias padrão de educação incluem aconselhamento relacionado aos exercícios e conselhos sobre como permanecer ativo.	B
		Os fisioterapeutas devem ministrar educação em neurociência da dor juntamente com outras intervenções fisioterapêuticas, como exercício ou terapia manual.	A
		Os fisioterapeutas devem utilizar tratamentos ativos (ioga, alongamento, Pilates e treino de força) em vez de intervenções educacionais isoladas.	A

DL: dor lombar.

INTERVENÇÕES FISIOTERAPÊUTICAS PARA DOR CERVICAL

São reportadas a seguir as recomendações para a prática clínica da Associação Americana de Fisioterapia para o gerenciamento da DC.[45] Em geral, sugere-se exercício e terapia manual para muitos tipos de DC. Para aqueles cuja dor associa-se com movimentos limitados da cervical, as diretrizes recomendam a mobilização torácica, exercícios para ganho de amplitude de movimento e fortalecimento dos músculos da região superior das costas/braços.

Se a dor se tornar persistente, uma abordagem mais abrangente pode ser considerada. Para aqueles com DC associada com lesão em chicote (frequente em colisões), a educação e o retorno precoce às atividades normais e não dolorosas que o paciente executava antes do acidente deverão ser preconizados para ajudar na recuperação. As recomendações propõem também terapia manual e exercícios para ajudar a controlar a dor e a melhorar a funcionalidade.

Para pacientes com dores de cabeça resultantes de DC, as diretrizes sugerem terapia manual na cervical e exercícios de fortalecimento da parte superior das costas. Finalmente, para as pessoas com DC que irradiam para o braço, a tração da cervical, exercícios de alongamento e fortalecimento, e a terapia manual podem ser úteis.

CONSIDERAÇÕES FINAIS

É essencial uma avaliação global para a DL e a DC, levando sempre em consideração os fatores biopsicossociais. Lembre-se de ter empatia e escuta ativa para todas as informações logo no primeiro contato com o paciente.

Para o gerenciamento, recomendam-se principalmente intervenções ativas e educação em saúde isoladas ou combinadas, após esclarecimento do diagnóstico e prognóstico para o paciente, que participa efetivamente da tomada de decisão compartilhada. Intervenções passivas devem ser prescritas em conjunto com as ativas e por um curto período. Atenção deve ser dada aos possíveis custos e efeitos adversos, e às preferências dos pacientes, para maior adesão. Não é recomendada a prescrição frequente de exames complementares.

CASO CLÍNICO

Paciente A. I. B., 40 anos, sexo masculino, professor universitário, 95 kg, altura 1,84 e índice de massa corórea (IMC) 28 kg/m^2, praticante de atividade física (basquete máster 2 vezes por semana), sem histórico de doenças vasculares ou reumáticas.

Relata presença de dor 9 de 10 segundo a Escala Numérica da Dor (END) em membro inferior durante o movimento e irradiação para membro inferior esquerdo com diminuição de força e sensibilidade. Relata que o início da queixa de dor ocorreu durante uma partida de basquete, após movimento de saltar para arremesso. Fez uso de anti-inflamatórios e analgésicos durante os primeiros 6 dias. Retornou ao trabalho ainda com dor 5 após 3 dias, com marcha claudicante. Na ressonância magnética apresentou protusão discal entre L4/L5 e L5/S1. Apresentou escore de 13 pontos no Questionário de Incapacidade de Roland Morris (0-24 pontos).

Exame físico

Dor lombar com irradiação para membro inferior esquerdo – região do glúteo, quadríceps (posterior), isquiotibiais (posterior) e lateral de pé.

- Dor lombar piora com extensão de tronco e melhora com flexão de tronco.
- Diminuição de força muscular em plantiflexão de tornozelo esquerdo.
- Diminuição de sensibilidade na parte posterior e lateral da coxa e perna esquerda.
- Lasegue positivo.
- *Slump* positivo esquerdo.
- Reflexos patelar e aquileu: normorreflexia.

Objetivos fisioterapêuticos

- Reduzir a dor e a incapacidade.
- Aumentar a mobilidade articular.
- Fortalecer a musculatura do tronco e dos membros inferiores.
- Educar o paciente em relação à condição.

Condutas fisioterapêuticas

- Utilização de terapia manual, mobilização articular nos sentidos axial e caudal com manobras isoladas ou em conjunto com outros recursos.
- Realização de exercícios físicos de baixa e média intensidade de acordo com a escolha do paciente a fim de recrutar a musculatura central e de membros inferiores. Também é necessário realizar a utilização de técnicas para relaxamento das musculaturas recrutadas quando não for necessário utilizá los.
- Empoderamento do paciente em relação a sua condição com uso de educação ativa em neurociência da dor e retorno à prática de exercício (modalidade em que o paciente mais gosta de realizar) e com adaptações necessárias a fim de evitar a presença de cinesiofobia, entre outros, bem como a importância de permanecer ativo para o não retorno da dor lombar. Reforçar também com o paciente que existe o prognóstico positivo em casos de radiculopatia (a história da condição do desfecho positivo em 8 a 10 semanas para mais de 90% dos pacientes).

REFERÊNCIAS BIBLIOGRÁFICAS

1. Global Burden of Disease, Injury Incidence, Prevalence Collaborators. Global, regional, and national incidence, prevalence, and years lived with disability for 310 diseases and injuries, 1990-2015: a systematic analysis for the Global Burden of Disease Study 2015. Lancet. 2016;388:1545-602.
2. Maniadakis N, Gray A. The economic burden of back pain in the UK. Pain. 2000;84:95-103.
3. GBD 2017 Disease and Injury Incidence and Prevalence Collaborators. Global, regional, and national incidence, prevalence, and years lived with disability for 354 diseases and injuries for 195 countries and territories, 1990-2017: a systematic analysis for the Global Burden of Disease Study 2017. Lancet. 2018 Nov 10;392(10159):1789-858.
4. Leaver AM, Maher CG, McAuley JH, Jull G, Latimer J, Refshauge KM. People seeking treatment for a new episode of neck pain typically have rapid improvement in symptoms: an observational study. J Physiother. 2013;59:31-7.
5. Carroll LJ, Hogg-Johnson S, van der Velde G, Haldeman S, Holm LW, Carragee EJ, et al. Course and prognostic factors for neck pain in the general population: results of the Bone and Joint Decade 2000-2010 Task Force on Neck Pain and its Associated Disorders. J Manipulative Physiol Ther. 2009;32:S87-S96.
6. Dionne CE, Dunn KM, Croft PR, Nachemson AL, Buchbinder R, Walker BF, et al. A consensus approach toward the standardization of back pain definitions for use in prevalence studies. Spine. 2008;33:95s103.
7. Hartvigsen J, Hancock MJ, Kongsted A, Louw Q, Ferreira ML, Genevay S, et al.; Lancet Low Back Pain Series Working Group. What low back pain is and why we need to pay attention. Lancet. 2018 Jun 9;391(10137):2356-67.
8. Deyo RA, Phillips WR. Low back pain: a primary care challenge. Spine (Phila Pa 1976). 1996 Dec 15;21(24):2826-32.
9. International Associaton for the Study of Pain (IASP). IASP pain terminology. IASP website. Available: https://www.iasp-pain._org/Taxonomy (acesso 2022 out 15).
10. Vos CJ, Verhagen AP, Passchier J, Koes BW. Clinical course and prognostic factors in acute neck pain: an inception cohort study in general practice. Pain Med. 2008 Jul-Aug;9(5):572-80.
11. Hoy DG, Protani M, De R, Buchbinder R. The epidemiology of neck pain. Best Pract Res Clin Rheumatol. 2010 Dec;24(6):783-92.
12. Neck pain: clinical practice guidelines help ensure quality care. J Orthop Sports Phys Ther. 2017 Jul;47(7):513.
13. Lin CW, Verwoerd AJ, Maher CG, Verhagen AP, Pinto RZ, Luijsterburg PA, et al. How is radiating leg pain defined in randomized controlled trials of conservative treatments in primary care? A systematic review. Eur J Pain. 2014 Apr;18(4):455-64.
14. Verwoerd AJH, Mens J, El Barzouhi A, Peul WC, Koes BW, Verhagen AP. A diagnostic study in patients with sciatica establishing the importance of localization of worsening of pain during coughing, sneezing and straining to assess nerve root compression on MRI. Eur Spine J. 2016 May;25(5):1389-92.
15. Brinjikji W, Luetmer PH, Comstock B, Bresnahan BW, Chen LE, Deyo RA. et al. Systematic literature review of imaging features of spinal degeneration in asymptomatic populations. Am J Neuroradiol. 2015;36:811-6.
16. Chiu CC, Chuang TY, Chang KH, Wu CH, Lin PW, Hsu WY. The probability of spontaneous regression of lumbar herniated disc: a systematic review. Clin Rehabil. 2015 Feb;29(2):184-95.
17. Raja A, Hoang S, Patel P, Mesfin FB. Spinal Stenosis. 2022 Jul 17. In: StatPearls [Internet]. Treasure Island (FL): StatPearls Publishing; 2022 Jan.

18. Taylor JB, Goode AP, George SZ, Cook CE. Incidence and risk factors for first-time incident low back pain: a systematic review and meta-analysis. Spine J. 2014;14:2299-319.
19. Ferreira PH, Beckenkamp P, Maher CG, Hopper JL, Ferreira ML. Nature or nurture in low back pain? Results of a systematic review of studies based on twin samples. Eur J Pain. 2013 Aug;17(7):957-71.
20. Power C, Frank J, Hertzman C, Schierhout G, Li L. Predictors of low back pain onset in a prospective British study. Am J Public Health. 2001 Oct;91(10):1671-8.
21. Shiri R, Karppinen J, Leino-Arjas P, Solovieva S, Viikari-Juntura E. The association between smoking and low back pain: a meta-analysis. Am J Med. 2010;123:87.
22. Zhang TT, Liu Z, Liu YL, Zhao JJ, Liu DW, Tian QB. Obesity as a risk factor for low back pain: a meta-analysis. Clin Spine Surg. 2016;31:22-7.
23. Shiri R, Karppinen J, Leino-Arjas P, Solovieva S, Viikari-Juntura E. The association between obesity and low back pain: a meta-analysis. Am J Epidemiol. 2010;171:135-54.
24. Shiri R, Falah-Hassani K. Does leisure time physical activity protect against low back pain? Systematic review and meta-analysis of 36 prospective cohort studies. Br J Sports Med. 2017;51:1410-8.
25. Côté P, van der Velde G, Cassidy JD, Carroll LJ, Hogg-Johnson S, Holm LW, et al. The burden and determinants of neck pain in workers: results of the Bone and Joint Decade 2000-2010 Task Force on Neck Pain and Its Associated Disorders. J Manipulative Physiol Ther. 2009 Feb;32(2 Suppl):S70-86.
26. Bier JD, Scholten-Peeters WGM, Staal JB, Pool J, van Tulder MW, Beekman E, et al. Clinical practice guideline for physical therapy assessment and treatment in patients with nonspecific neck pain. Phys Ther. 2018 Mar 1;98(3):162-71.
27. Atkinson HL, Nixon-Cave K. A tool for clinical reasoning and reflection using the international classification of functioning, disability and health (ICF) framework and patient management model. Phys Ther. 2011 Mar;91(3):416-30.
28. Kamper SJ. Engaging with research: linking evidence with practice. J Orthop Sports Phys Ther. 2018 Jun;48(6):512-3.
29. Street KJ, White SG, Vandal AC. Clinical prevalence and population incidence of serious pathologies among patients undergoing magnetic resonance imaging for low back pain. Spine J. 2020 Jan;20(1):101-11.
30. Finucane LM, Downie A, Mercer C, Greenhalgh SM, Boissonnault WG, Pool-Goudzwaard AL, et al. International Framework for Red Flags for Potential Serious Spinal Pathologies. J Orthop Sports Phys Ther. 2020 Jul;50(7):350-72.
31. Childs JD, Piva SR, Fritz JM. Responsiveness of the numeric pain rating scale in patients with low back pain. Spine (Phila Pa 1976). 2005 Jun 1;30(11):1331-4.
32. Pilz B, Vasconcelos RA, Teixeira PP, Mello W, Marcondes FB, Hill JC, et al. Construct and discriminant validity of STarT Back Screening Tool – Brazilian version. Braz J Phys Ther. 2017;21(1):69-73.
33. Nusbaum L, Natour J, Ferraz MB, Goldenberg J. Translation, adaptation and validation of the Roland Morris questionnaire-Brazil. Brazilian Journal of Medical and Biological Research. 2001;34:203-10.
34. Vigatto R, Alexandre NM, Correa Filho HR. Development of a Brazilian Portuguese version of the Oswestry Disability Index: cross-cultural adaptation, reliability, and validity. Spine (Phila Pa 1976). 2007;32(4):481-6.
35. Cook C, Richarson JK, Braga L, Menezes A, Soler X, Kume P, et al. Cross-cultural adaptation and validation of the Brazilian Portuguese version of the Neck Disability Index and Neck Pain and Disability Scale. Spine. 2006;31(14):1621-27.

36. Costa LOP, Costa LCM, Cançado RL, Oliveira WM, Ferreira PH. Short report: intra-tester reliability of two clinical tests of transversus abdominis muscle recruitment. Physiother Res Int. 2006;11(1):48-50.
37. Rubinstein SM, Pool JJ, van Tulder MW, Riphagen II, de Vet HC. A systematic review of the diagnostic accuracy of provocative tests of the neck for diagnosing cervical radiculopathy. Eur Spine J. 2007 Mar;16(3):307-19.
38. Thoomes EJ, van Geest S, van der Windt DA, Falla D, Verhagen AP, Koes BW, et al. Value of physical tests in diagnosing cervical radiculopathy: a systematic review. Spine J. 2018 Jan;18(1):179-89.
39. Jacobs JC, Jarvik JG, Chou R, Boothroyd D, Lo J, Nevedal A, et al. Observational study of the downstream consequences of inappropriate MRI of the lumbar spine. J Gen Intern Med. 2020 Dec;35(12):3605-12.
40. Downie A, Hancock M, Jenkins H, Buchbinder R, Harris I, Underwood M, et al. How common is imaging for low back pain in primary and emergency care? Systematic review and meta-analysis of over 4 million imaging requests across 21 years. Br J Sports Med. 2020 Jun;54(11):642-51. Epub 2019 Feb 13.
41. Chiarotto A. Patient-reported outcome measures: best is the enemy of good (but what if good is not good enough?). J Orthop Sports Phys Ther. 2019 Feb;49(2):39-42.
42. Svensson S, Menkes DB, Lexchin J. Surrogate outcomes in clinical trials: a cautionary tale. JAMA Intern Med. 2013 Apr 22;173(8):611-2.
43. Bovend'Eerdt TJ, Botell RE, Wade DT. Writing Smart rehabilitation goals and achieving goal attainment scaling: a practical guide. Clin Rehabil. 2009 Apr;23(4):352-61. doi: 10.1177/0269215508101741. Epub 2009 Feb 23. Erratum in: Clin Rehabil. 2010 Apr;24(4):382.
44. George SZ, Fritz JM, Silfies SP, Schneider MJ, Beneciuk JM, Lentz TA, et al. Interventions for the management of acute and chronic low back pain: revision 2021. J Orthop Sports Phys Ther. 2021 Nov;51(11):CPG1-CPG60.
45. Neck pain: clinical practice guidelines help ensure quality Care. J Orthop Sports Phys Ther. 2017 Jul;47(7):513.
46. Fejer R, Kyvik KO, Hartvigsen J. The prevalence of neck pain in the world population: a systematic critical review of the literature. Eur Spine J. 2006;15:834-48.
47. Hartvigsen J, Christensen K, Frederiksen H. Back pain remains a common symptom in old age. a population-based study of 4486 Danish twins aged 70-102. Eur Spine J. 2003 Oct;12(5):528-34. Epub 2003 May 14.
48. Hoy D, Bain C, Williams G, March L, Brooks P, Blyth F, et al. A systematic review of the global prevalence of low back pain. Arthritis Rheum. 2012 Jun;64(6):2028-37. Epub 2012 Jan 9.
49. Hoy D, March L, Brooks P, Blyth F, Woolf A, Bain C, et al. The global burden of low back pain: estimates from the Global Burden of Disease 2010 study. Ann Rheum Dis. 2014 Jun;73(6):968-74. Epub 2014 Mar 24.
50. Kamper SJ, Henschke N, Hestbaek L, Dunn KM, Williams CM. Musculoskeletal pain in children and adolescents. Braz J Phys Ther. 2016 Feb 16;20(3):275-84.
51. Walker BF. The prevalence of low back pain: a systematic review of the literature from 1966 to 1998. J Spinal Disord. 2000 Jun;13(3):205-17.

8

Educação em saúde na Reumatologia

Mateus Dias Antunes
Felipe Cayres Nogueira da Rocha Loures
Amélia Pasqual Marques

INTRODUÇÃO

Um dos principais objetivos da fisioterapia é ajudar os pacientes a gerenciar seu dia a dia e viver da forma mais completa e independente possível. A educação do paciente nas síndromes/doenças reumáticas é fundamental, pois os encoraja e os ajuda a desenvolver os mecanismos de enfrentamento positivos para alcançar a qualidade de vida.

Na prática clínica, muitos fisioterapeutas concordam que ensinar pacientes sobre sua condição e tratamento é parte do cuidado. Este capítulo abordará os aspectos teóricos e práticos, para propor estratégias educativas visando promover a saúde de indivíduos com síndromes/doenças reumáticas em diferentes espaços e contextos.

EDUCAÇÃO EM SAÚDE

A educação em saúde pode ser definida como o princípio pelo qual indivíduos e grupos de pessoas aprendem a se comportar de maneira conducente à promoção, manutenção ou restauração da saúde.

O Ministério da Saúde define educação em saúde como um processo educativo de construção de conhecimentos em saúde que visa à apropriação temática pela população, e não à profissionalização ou à carreira na saúde, um conjunto de práticas do setor que contribui para aumentar a autonomia das pessoas em seu cuidado e no debate com os profissionais e os gestores a fim de alcançar uma atenção à saúde de acordo com suas necessidades.[1] Nas práticas de educação em saúde, três segmentos de atores prioritários estão envolvidos:

1. Os profissionais de saúde que valorizem a prevenção e a promoção tanto quanto as práticas curativas.
2. Os gestores que apoiem esses profissionais.
3. A população que precisa construir seus conhecimentos e aumentar sua autonomia nos cuidados, individual e coletivamente.

Mesmo que a definição do Ministério da Saúde identifique elementos que pressupõem a interação entre os segmentos das estratégias utilizadas para o desenvolvimento desse processo, existe ainda uma grande distância entre a teoria e a prática.[2]

A educação em saúde como processo político pedagógico necessita do desenvolvimento de um pensar crítico e também reflexivo, possibilitando mostrar a realidade e propor ações de caráter transformador que levem o indivíduo a sua independência, autonomia e emancipação como sujeito histórico e social, suficiente para propor e opinar nas decisões de saúde para cuidar de si, de sua família e de sua comunidade.[2,3]

Esse tipo de abordagem terapêutica é uma ferramenta essencial no processo de conscientização individual e coletiva de responsabilidade e direitos à saúde. É um processo considerado inerente a todas as práticas criadas no âmbito do Sistema Único de Saúde (SUS) brasileiro. Por ser uma prática transversal, possibilita a articulação entre todos os níveis de gestão do sistema, evidenciando, por consequência, um dispositivo necessário tanto para a formulação das políticas de saúde como para as ações que ocorrem na relação direta dos serviços com os usuários.[4]

A estratégia educativa em saúde busca integrar diversos saberes científicos e do senso comum, possibilitando aos envolvidos uma visão crítica, participativa e autônoma. Dessa forma, a prática de educação em saúde pode possibilitar o vínculo com ideias de reflexão crítica sobre realidade, empoderamento comunitário e transformação da condição, na perspectiva de elaboração e ampliação das condições de vida saudável. Portanto, possibilita a construção da cidadania, em razão da relação que é criada entre o indivíduo e seu ambiente.[4,5]

Paulo Freire destaca que a prática educativa deve ser realizada com alegria, esperança, a convicção de que a mudança é possível, comprometimento, curiosidade, tomada de decisões e disponibilidade ao diálogo, sabendo escutar o outro e querendo bem ao educando.[6] Enfatiza ainda que a educação deve ser uma prática da liberdade do indivíduo, na qual os conhecimentos são compartilhados entre os sujeitos que desvelam a realidade, conhecem-na criticamente e a recriam. Assim, a educação em saúde é um campo que busca a promoção da saúde na aproximação direta entre profissionais e pacientes, promovendo uma relação que permita a coparticipação.

As doenças/síndromes reumáticas são enfermidades que atribuem diversas causas, incluindo fatores genéticos, imunológicos e ambientais. Ainda que tenham em comum o acometimento de ossos, articulações, músculos e diversas vezes órgãos internos, a evolução e os sintomas das doenças/síndromes reumáticas variam entre seus portadores, de maneira que o tratamento irá depender do tipo e grau de desenvolvimento da doença/síndrome. Apesar disso, ainda que resguardando grande variação individual em seu curso e expressão clínica, fatores relacionados ao estilo de vida surgem frequentemente em seus portadores.[7]

Dessa maneira, o autocuidado, que tem como suporte a informação e a educação em saúde, representa um forte aliado no controle dessas doenças/síndromes, por seu caráter de cronicidade. Assim, ações que envolvam a educação do paciente portador de doenças/síndromes reumáticas são essenciais para complementar o tratamento clínico individual e coletivo desses indivíduos.[7]

OBJETIVOS E ELEMENTOS DE INTERVENÇÃO NA EDUCAÇÃO DO PACIENTE EM REUMATOLOGIA

Pacientes com doenças/síndromes reumáticas necessitam de um tratamento abrangente e interdisciplinar. Nesse contexto, a educação do paciente tem o papel de levar a uma melhor compreensão e gerenciamento dos sintomas causados pela síndrome/doença reumática. Os objetivos da educação do paciente são o aumento do conhecimento e da introspecção, a influência positiva das atitudes e da autoeficácia e, além disso, a melhora do comportamento da síndrome/doença ou da saúde. A mudança necessária de comportamento é difícil e depende de várias condições.[8]

A educação busca contrariar o sentimento do paciente de impotência por estar à mercê de uma síndrome/doença, promovendo um estilo de enfrentamento ativo e melhor autogestão em diferentes níveis. Na educação do paciente, sabe-se que a transmissão de conhecimento inicialmente propagada por si só tem pouca influência sobre o nível de comportamento, então a educação em saúde deve promover estratégias de compartilhamento de informações entre profissionais e pacientes.[9]

Além de aumentar o conhecimento, a educação busca melhora na consciência corporal, influência favorável nas atitudes, na vivência de autoeficácia e no comportamento relacionado à doença ou à saúde.[8,9] A Figura 1 mostra um modelo de educação do paciente que aborda a influência de diversos aspectos.

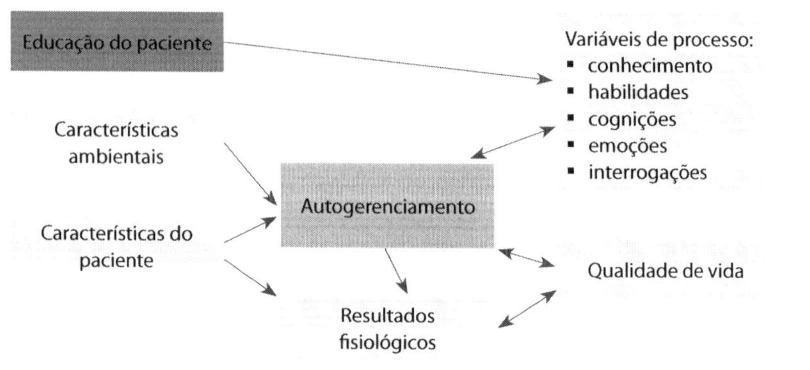

Figura 1 Modelo de educação do paciente que mostra a influência que acontece por meio das áreas de conhecimento, habilidades, cognições, emoções e interrogação.
Fonte: adaptada de Ehlebracht-König[8].

O modelo de processo sociocognitivo de comportamento em saúde segundo Schwarzer[10,11] descreve o fato de que a mudança comportamental, que pode ser necessária no contexto de uma doença crônica, não é fácil e está sujeita a muitas influências.

A Figura 2 mostra o modelo apresentado por Prochaska e DiClemente,[12] que apresenta 5 etapas que o paciente deve superar para finalmente poder manter a mudança de comportamento. Nota-se que, nos três níveis inferiores,

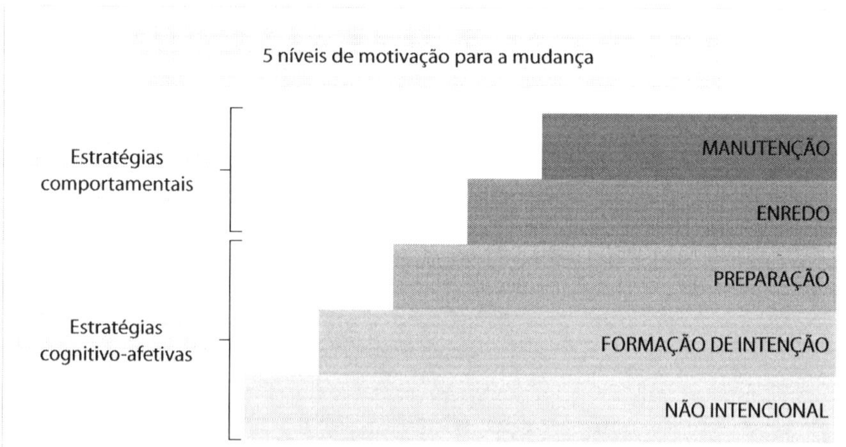

Figura 2 Modelo de estágio de mudança de comportamento de acordo com Prochaska e DiClemente.
Fonte: adaptada de Ehlebracht-König[8].

as estratégias com componentes cognitivos e emocionais estão em primeiro plano. Nos níveis superiores, a prática de procedimentos e o desenvolvimento da prevenção de recaídas são importantes.

Nesse sentido, fica evidente que a educação em saúde é uma atividade que busca informar o indivíduo sobre a natureza e as causas da saúde/doença e o nível de risco pessoal desse indivíduo associado a seu comportamento relacionado com o estilo de vida. Esse tipo de abordagem terapêutica procura motivar o indivíduo a aceitar um processo de mudança comportamental influenciando diretamente seus sistemas de valores, crenças e atitudes, considerando que o indivíduo está particularmente em risco ou já foi afetado por doença ou deficiência.

O PAPEL DO FISIOTERAPEUTA EM GRUPOS DE EDUCAÇÃO EM SAÚDE NA REUMATOLOGIA

No Brasil, o sistema de saúde está fundamentado em princípios de integralidade da atenção e de participação da população. Nesse sentido, foi iniciado um discurso para educação em saúde voltado para a participação comunitária. Independentemente da presença de um discurso teórico mais participativo, os projetos de atenção à saúde ainda têm o público-alvo como objeto de transformação, em uma prática normativa e coerciva.[13]

Em vários estados do Brasil, os serviços de saúde apresentam grupos operativos com o objetivo de educar para a saúde, prevenir doenças e promover a saúde. Os grupos operativos representam um aglomerado de indivíduos com objetivos em comum, que opera e se estrutura na medida em que se relaciona.[14] Existem grupos operativos gerenciados por fisioterapeutas que elaboram atividades educativas associadas à prática de exercício físico, com a intenção de promoção da saúde.[13] É muito importante que os participantes do grupo apresentem objetivos em comum com os profissionais de saúde participantes. Além disso, a prática avaliativa dos grupos é importante para acompanhar a manutenção dos resultados obtidos ou não com o grupo.[14] Os grupos educativos têm a capacidade de:

- Favorecer a compreensão do processo saúde/doença.
- Possibilitar a troca de saberes.
- Promover a prática social.
- Promover o intercâmbio entre o saber científico e o popular.

Nas síndromes/doenças reumáticas, os fisioterapeutas devem incentivar a prática de grupos educativos. O grupo se torna uma ação estratégica, pois trabalhar em grupo implica a existência de vínculos entre os membros, comunicação, objetivo comum, relações de interdependência e existência de afetos entre os participantes. Além disso, há abertura para processos criativos, permitindo a interação com os outros e mostrando uma tendência que combina a hierarquia com a totalidade dos diferentes membros do grupo.

Dentre os principais benefícios dos grupos educativos, destacam-se a construção de conhecimentos de forma inovadora, maior relação com o usuário e a troca de experiências comuns, o desenvolvimento de diálogos entre os portadores de doenças e a redução da demanda pelas consultas médicas.[15]

Devido ao curso progressivo da síndrome/doença e às limitações correlatas, os fisioterapeutas assumem um importante papel no processo de tratamento dessas pessoas. Com os objetivos de promover a habilidade de desempenho em atividades diárias, prevenir perdas funcionais e propor adaptações adequadas, de modo que o indivíduo possa continuar com sua vida produtiva, um grupo educativo atua como uma das modalidades de tratamento. Um programa educacional tradicional para indivíduos acometidos por doenças reumáticas inclui princípios de conservação de energia, técnicas de simplificação do trabalho e programa de exercícios e técnicas de proteção articular.[16,17]

Um exemplo é o grupo "Orientação a Indivíduos Acometidos por Doenças Reumáticas", que, em uma abordagem psicossocial e educacional, tem se mostrado um espaço de interação, integração e tratamento, eficiente na melhora dos aspectos psicofísicos e, principalmente, da qualidade de vida dos indivíduos acometidos por síndromes/doenças reumáticas.[17] De acordo com Carvalho et al., os atendimentos são realizados em grupo, 1 vez por semana, com duração de 1 hora e 30 minutos. No grupo são realizados exercícios terapêuticos de relaxamento e alongamento; atividades de socialização e lazer; palestras interativas e com fisioterapeutas, terapeutas ocupacionais, médicos, nutricionistas, musicoterapeutas e psicólogos.

Essa abordagem busca o conhecimento e o convívio com a síndrome/doença reumática, tratamento medicamentoso, dieta, exercícios, posicionamento de repouso, controle da dor, conservação de energia e relaxamento, aumento do senso de competência e de autocuidado e o empoderamento do indivíduo quanto a seu processo de saúde. As atividades realizadas no grupo têm caráter dinâmico, ou seja, são baseadas na demanda dos participantes, de acordo com suas necessidades e interesses.[17]

Os atendimentos aos participantes são enriquecidos com propostas de atividades lúdicas e expressivas. Além disso, periodicamente são realizadas avaliações qualitativas que visam identificar o grau de satisfação dos participantes em relação ao grupo e às atividades desenvolvidas.[17,18]

AÇÃO EDUCATIVA PROMOTORA DE SAÚDE

Os esforços de educação e promoção da saúde devem ser direcionados para condições prioritárias de saúde, abrangendo uma grande população e promovendo diversas intervenções, principalmente no âmbito da reumatologia. É importante destacar que sugerimos uma forma de promover a saúde e que pode ser complementada por outras abordagens e atividades.

Os projetos de intervenções educativas baseados em uma boa configuração podem ser implementados com lugares para abordar situações prioritárias de saúde, levando em consideração os determinantes desta, como comportamentos, práticas, crenças culturais e outros, que operam nos ambientes em que os indivíduos estão. O desenho baseado em configurações, do mesmo modo, facilita a integração de ações educativas de promoção da saúde nas atividades sociais, levando em consideração situações locais existentes.

Um grupo educativo para promover a saúde de indivíduos com síndromes/doenças reumáticas deve ser composto por medidas e ações que inibem o aparecimento e o estabelecimento de condições comportamentais, sociais, ambientais e econômicas. As ações educativas de promoção e educação em saúde, principalmente em grupos, devem exercer um papel interdisciplinar e atuar em diferentes espaços e contextos. Para um grupo educativo em reumatologia, no planejamento é importante que haja algumas perguntas e a busca de respostas, por exemplo:

- Qual o problema ou necessidade em saúde da população?
- Quais serão os critérios para a escolha do tema?
- Para quem ele se destina?
- Qual a finalidade do grupo?
- Qual o tipo e o tamanho do grupo?
- Quem serão o coordenador/facilitador e a equipe?
- Como funcionará o grupo educativo?
- Quais são os recursos que tenho disponíveis?
- Quais serão as regras do grupo?
- Como serão registradas as atividades do grupo educativo?

Um grupo educativo precisa considerar alguns critérios para escolher o tema. Um critério muito importante é saber qual é a magnitude do problema e a capacidade de estimular a participação. Além disso, deve-se estar ciente da viabilidade técnica, estrutural, financeira e política da intervenção.

Esse tipo de intervenção que promove a saúde pode ser realizado em vários tipos de grupos: suporte, realização de tarefas, socialização e autocuidado. Uma equipe de trabalho, para atuar em um grupo educativo, deve ser composta por profissionais experientes, que gostem de educação em saúde, com habilidade na relação com grupos, vocação para o trabalho em grupo e com saberes específicos de cada profissão. Além disso, os atributos necessários do coordenador de um grupo educativo são: coerência, gostar de trabalhar com grupos, paciência, respeito, senso de ética, ser continente; ter capacidade de síntese e integração, ter boa comunicação verbal e ter empatia.

Já os modelos educacionais para os grupos são diversos, e cada um pode ser realizado de determinada maneira. O primeiro modelo é o transteórico de mudança, que pode ser aplicado por meio de abordagem cognitivo-comportamental e grupo-operativo, ou seja, o modelo está fundamentado na premissa de que os indivíduos modificam seu comportamento de maneira gradual e contínua. Eles partem da completa falta de consciência da necessidade de mudança, tomam a decisão de mudar e exercitam a nova conduta até ela se tornar um hábito.[19]

A segunda possibilidade é a metodologia da problematização, que se aplica por meio de educação popular em saúde, rodas de conversas e oficinas. Essa abordagem envolve a participação ativa dos integrantes no processo dinâmico de construção do conhecimento, resolução e avaliação de problemas, trazendo o participante para o papel de sujeito ativo de seu crescimento, como protagonista do processo.[20] Além disso, essa perspectiva trabalha a construção de conhecimentos a partir da vivência de experiências significativas.[21]

PROCESSO AVALIATIVO EM INTERVENÇÕES EDUCATIVAS PARA PROMOVER A SAÚDE

Após a intervenção/ação/estratégia educativa proposta para indivíduos com síndromes/doenças reumáticas, é essencial realizar um processo avaliativo. A abordagem metodológica pode ser baseada em Furtado,[22] que estabelece alguns passos a serem seguidos na condução de um processo avaliativo de intervenções promotoras de saúde, destacando-se as educativas, como uma dessas possibilidades. Esse passo deve começar antes de se iniciar a intervenção/ação/estratégia de promoção e educação em saúde.

Na primeira etapa é importante realizar a identificação do grupo de interesse. Logo em seguida, na etapa seguinte, o profissional deve encontrar o propósito da avaliação para os gestores do ambiente que pretende realizar a atividade. Na etapa seguinte, o profissional precisa descrever a intervenção/ação/estratégia, e depois, na quarta etapa, evidenciar as informações essenciais no processo avaliativo para os profissionais de saúde.[22]

Na quinta etapa, o profissional deve realizar a intervenção/ação/estratégia e avaliar antes e depois determinadas variáveis que interferem na saúde da população-alvo. Na sexta etapa, comunicar todos os envolvidos sobre os resultados e por fim, na última etapa, usar essas informações para tomada de decisões e definição e implantação da intervenção/ação/estratégia.[22] O Quadro 1 mostra a sequência detalhada das etapas do processo avaliativo de intervenções de promoção e educação em saúde.

Nesse sentido, é importante que todos os participantes estejam envolvidos em todas as etapas da programação. Seja qual for o método educativo a ser realizado, deve-se considerar os profissionais de saúde e a comunidade como participantes ativos do processo de aprendizagem e atuantes em todos os momentos do planejamento, do desenvolvimento e da avaliação da ação.[23]

Quadro 1 Etapas do processo avaliativo de intervenções de promoção e educação em saúde

Etapa	Atividade
1ª etapa	Identificação do grupo de interesse.
2ª etapa	Será identificado o propósito da avaliação para os gestores do local em que será realizado o estudo, elencando as principais motivações que levaram ao desenvolvimento da avaliação.
3ª etapa	Após esse contato, o pesquisador irá descrever o programa de intervenção, bem como os problemas enfrentados, as populações-alvo e as intervenções de promoção da saúde realizadas.
4ª etapa	Juntamente com a equipe de trabalho, serão apresentadas as informações que devem ser buscadas no processo avaliativo.
5ª etapa	Serão realizadas as avaliações pré e pós-intervenção de acordo com os objetivos do estudo e também a manutenção desses resultados após a intervenção. Também poderá ser pesquisado o sistema de informação utilizado pelo sistema de saúde, pois poderá auxiliar na importância do monitoramento e acompanhamento dos indivíduos o cuidado de sua saúde.
6ª etapa	Será comunicado o resultado de todo o processo desenvolvido em um relatório que vai conter os propósitos da avaliação, as perguntas definidas, os indicadores estabelecidos e a análise dos dados.
7ª etapa	A utilização dos resultados vai ser subsídio para a tomada de decisões, a definição de estratégias e a implantação de intervenção.

Fonte: adaptado de Furtado.[22]

APRENDENDO A CONVIVER COM A DOENÇA/SÍNDROME REUMÁTICA

Uma doença crônica pode ser vista como um desafio para o paciente. A dor, quase permanente na maioria dos casos, pode ter consequências graves, exigindo a aprendizagem de diferentes hábitos de vida diária e afetando a vida dos doentes nos nível pessoal, familiar, psicológico, emocional e até mesmo socioprofissional.

O sofrimento pode piorar consideravelmente o estado fisiológico e psicológico do paciente, já alterado pela doença. Esta pode ser vista como uma "dor total", que envolve vários componentes, como o físico, o emocional, o social e o espiritual, considerando que o paciente está preso em um círculo vicioso.[24]

A vivência da dor e os significados vinculados a sua vivência dependem de aspectos pessoais, culturais e sociais. Os pacientes reumáticos são frequentemente confrontados com vários problemas que impõem restrições, como isolamento social e sentimentos de sobrecarga em relação aos demais, pois temem a incerteza da evolução futura da doença.

Doenças reumáticas implicam também uma mudança significativa no modo de viver, obrigando à reconstrução do cotidiano, desenvolvimento de estratégias para resolver problemas pessoais e ajustes nas relações sociais.[24] Assim, os fisioterapeutas devem ter mais formação e sensibilidade para ajudar os indivíduos a encontrar formas de autocuidado a fim de reduzir o sofrimento, atentando para sua experiência pessoal e para a dimensão subjetiva da dor e do sofrimento.[24]

O American College of Rheumatology[25] destaca que, quando uma pessoa é diagnosticada com uma condição reumática, ela pode começar a ficar ansiosa e até um pouco sobrecarregada. Essa é uma resposta natural a um evento inesperado no curso da vida. Inicialmente o indivíduo precisa ser incentivado a gerenciar essa condição e ainda a viver uma vida boa e produtiva. Existem inúmeros medicamentos e terapias não farmacológicas que mostraram ser eficazes e profissionais de saúde especializados que podem ajudar, principalmente o fisioterapeuta.

No entanto, o paciente deve estar ciente de que precisa assumir o controle da situação. Isso significa garantir que faça exercícios adequados, descanso suficiente e boa alimentação. Também significa aprender sobre sua condição e adotar medidas para atender a suas próprias necessidades. O conhecimento que o indivíduo adquire e a abordagem positiva que ele adota quanto a seu novo estilo de vida farão a diferença entre apenas lidar com a doença reumática e viver bem, apesar de seu diagnóstico.

Outra atitude importante é encontrar ajuda e recursos, por exemplo, identificar a equipe de profissionais de saúde que mais o beneficiará e saber mais sobre as atividades que desenvolvem.

Inicialmente, o reumatologista fará o diagnóstico e a orientação em relação às possibilidades de tratamento. Uma vez diagnosticado, outros profissionais de saúde, de preferência especializados em reumatologia, deverão estar disponíveis para ajudar o indivíduo a gerenciar sua condição, incluindo fisioterapeutas, terapeutas ocupacionais, fonoaudiólogos, enfermeiros, farmacêuticos, psicólogos, nutricionistas, naturólogos, assistentes sociais, educadores de saúde, dentre outros.

Em vez de dar à condição reumática o controle sobre sua vida, o indivíduo deve ser incentivado a se envolver nessa condição. Dessa forma, é necessário assumir um papel ativo no planejamento de seus próprios cuidados. O indivíduo deve ser estimulado a tirar dúvidas, devendo trabalhar sempre com seu provedor de cuidado (profissionais) para decidir os tratamentos que melhor funcionem para ele. As questões podem estar relacionadas aos medicamentos, programas de exercícios, gerenciamento da dor, equilíbrio entre descanso e atividades, nutrição e controle de peso, controle do estresse, dentre outros aspectos. Para reforçar, o indivíduo pode encontrar grupos de apoio em que possa conversar, compartilhar e interagir com outras pessoas. Os profissionais podem estimular sempre a procura por grupos que possam fornecer informações e assistência adicionais.

Gerenciar sua atitude, perspectiva e saúde emocional é outro aspecto importante. Acredite ou não, a atitude do paciente pode fazer a diferença na maneira como sua condição afetará sua vida. Se tiver uma atitude proativa e acreditar que pode influenciar positivamente seus sintomas, será mais provável que o paciente sinta menos dor e desconforto.

Ser flexível e aberto às opções de tratamento é essencial. Encontrar novas maneiras de continuar desfrutando de suas atividades favoritas é o primeiro passo. Tentar adotar uma "mentalidade de crescimento", o que significa que acredita que pode melhorar seus níveis de dor e fadiga por meio de suas escolhas de vida diária, é uma atitude que deve ser adotada.

Permanecer ativo é igualmente necessário para promover a saúde nas doenças reumáticas. O exercício físico ajuda a diminuir a dor, a reduzir os sintomas da síndrome/doença reumática e contribui substancialmente para a melhora da flexibilidade, força e saúde geral. Além disso, pode melhorar a perspectiva mental.

Deve-se tentar sempre pensar em "movimento" em vez de exercício físico. Por exemplo, a dança é uma excelente maneira de se manter ativo, sendo uma alternativa bem-vinda ao exercício tradicional para algumas pessoas. Escolher um grupo de exercícios que contribuam para melhorar a forma física e a força também é uma alternativa. Existem diversas atividades que podem ser incluídas em um programa de exercícios, como caminhadas, hidroginástica, ciclismo ou dança. O segredo é começar e desenvolver uma rotina. Se o caminho do exercício físico que o indivíduo com síndrome/doença reumática está percorrendo é extenuante, ele deve consultar imediatamente o fisioterapeuta sobre esse aspecto.[26]

Não desistir do tratamento proposto é fundamental. O indivíduo com síndrome/doença reumática deve dar a si mesmo o tempo de que precisa para melhorar. Não se sentir culpado por pedir a sua família, amigos e colegas o apoio de que precisa para descansar, fazer exercícios e receber cuidados assistenciais. Aprender a dizer não aos compromissos externos quando precisar, para que possa se concentrar em ficar bem, é outra atitude positiva. Certificar-se de obter o apoio de que precisa por meio dos amigos, família, igreja e/ou conselheiros para lidar com a doença também deve ser incentivado.

CONSIDERAÇÕES FINAIS

Fornecer informações em saúde é uma ação fundamental para os fisioterapeutas que atuam na reumatologia. Além disso, os pacientes têm expressado o desejo de aumentar os conhecimentos sobre sua condição. A literatura científica tem mostrado que poucos pacientes adquirirão o nível de conhecimento necessário sem o acesso a um programa de educação que inclua a transferência de informações no âmbito da reumatologia.

A educação visa manter ou melhorar o estado de saúde dos pacientes, melhorando sua autoeficácia e incentivando mudanças comportamentais positivas. A acumulação de conhecimento por si só não pode fazer isso, porém, como a educação é um processo complexo, a eficácia máxima só será alcançada se for apresentada ao paciente no momento certo, em um formato adequado. Isso significa que uma variedade de estratégias deve ser empregada em diferentes estágios da síndrome/doença reumática de um paciente, levando em consideração as necessidades e preferências individuais.

Seja qual for o formato da educação, o papel dos fisioterapeutas é educar e capacitar os pacientes para que possam gerenciar suas vidas, minimizar seus sintomas e viver da forma mais plena e independente possível. Fornecer uma educação adequada ao paciente é um meio de atingir esse objetivo.

REFERÊNCIAS BIBLIOGRÁFICAS

1. Brasil. Ministério da Saúde. Secretaria-Executiva. Secretaria de Gestão do Trabalho e da Educação na Saúde. Glossário temático: gestão do trabalho e da educação na saúde. 2.ed. Brasília: Ministério da Saúde; 2012. (Série A. Normas e Manuais Técnicos).
2. Falkenberg MB, Mendes TDPL, Moraes EPD, Souza EMD. Educação em saúde e educação na saúde: conceitos e implicações para a saúde coletiva. Ciência & Saúde Coletiva. 2014;19(3):847-52.
3. Lopes MDSV, Saraiva KRDO, Fernandes AFC, Ximenes LB. Análise do conceito de promoção da saúde. Texto & Contexto-Enfermagem. 2010;19(3):461-8.
4. Ferreira VF, Rocha GORD, Lopes MMB, Santos MSD, Miranda SAD. Educação em saúde e cidadania: revisão integrativa. Trabalho, Educação e Saúde. 2014;12(2):363-78.
5. Fernandes MCP, Backes VMS. Educação em saúde: perspectivas de uma equipe da Estratégia Saúde da Família sob a óptica de Paulo Freire. Revista Brasileira de Enfermagem. 2010;63(4):567-73.
6. Freire P. Pedagogia da autonomia: saberes necessários à prática educativa. 60.ed. São Paulo: Paz e Terra; 2011.
7. Araújo JO, Vasconcelos SML. Educação em saúde em portadores de doença reumática e um eco à vivência verificado em referencial teórico. Revista Brasileira de Educação e Saúde. 2020;10(3):104-9.
8. Ehlebracht-König I. Patientenschulung in der Rheumatologie. Zeitschrift für Rheumatologie. 2003;62(2):ii6-ii9.
9. Bott U. Didaktische Konzeption der Patientenschulung. Praxis Klinische Verhaltensmedizin und Rehabilitation. 2000;51(1):16-26.
10. Schwarzer R, Fuchs R. Self-efficacy and health behaviors. In: Conner M, Norman P, editors. Predicting health behavior: research and practice with social cognition models. Buckingham: Open University Press; 1996. p.163-96.
11. Schwarzer R. Optimism, goals, and threats: how to conceptualize self-regulatory processes in the adoption and maintenance of health behaviors. Psychology and Health. 1998;13(4):759-66.
12. Prochaska JO, DiClemente CC. Stages and processes of self-change of smoking: toward an integrative model of change. Journal of Consulting and Clinical Psychology. 1983;51(3):390-5.
13. Augusto VG, Aquino CFD, Machado NC, Cardoso VA, Ribeiro S. Promoção de saúde em unidades básicas: análise das representações sociais dos usuários sobre a atuação da fisioterapia. Ciência & Saúde Coletiva. 2011;16(1):957-63.
14. Fortuna CM, Mishima SM, Matumoto S, Pereira MJB. O trabalho de equipe no programa de saúde da família: reflexões a partir de conceitos do processo grupal e de grupos operativos. Revista Latino-Americana de Enfermagem. 2005;13(2):262-8.
15. Mendonça FDF, Nunes EDFPDA. Avaliação de grupos de educação em saúde para pessoas com doenças crônicas. Trabalho, Educação e Saúde. 2015;13(2):397-409.
16. Feirenberg JR, Trombly CA. Occupational therapy for physical dysfunction. 4. ed. Baltimore: Willians & Wilkins; 1995.
17. Carvalho MGR, Noordhoek J, Silva MCDO. Grupo de orientação a indivíduos acometidos por doenças reumáticas: espaço educativo e terapêutico. Revista Brasileira de Reumatologia. 2006;46(2):134-6.
18. Coscrato G, Pina JC, Mello DFD. Utilização de atividades lúdicas na educação em saúde: uma revisão integrativa da literatura. Acta Paulista de Enfermagem. 2010;23(2):257-63.
19. Ludwig MWB, Dutra NS, Boff RDM, Feoli AMP, Gustavo ADS, Macagnan FE, et al. Protocolo de Intervenção Baseada no Modelo Transteórico de Mudança de Comportamento para Síndrome Metabólica. Psicologia: Teoria e Pesquisa. 2021;37(1):e37401.

20. Peres CV, Lara S, Copetti J, Lanes KG, Soares MC. Percepção de estudantes sobre saúde, alimentação e atividade física após intervenção com a metodologia da problematização. Revista Contexto & Educação. 2018;33(104):346-64.
21. Oliveira RA, Scattolin FADA. Problematização e educação popular: referenciais para a formação profissional e intervenção na comunidade. In: Anais do Congresso Internacional – PBL 2010: Aprendizagem Baseada em Problemas e Metodologias Ativas de Aprendizagem – Conectando pessoas, ideias e comunidades, 2010. p.13-25.
22. Furtado JP. Avaliação de programas e serviços. In: Campos GWS, Carvalho YM, Minayo MCS, Drumond Junior M, Akerman M, organizers. Tratado de saúde coletiva. São Paulo: Hucitec; Rio de Janeiro: Ed. Fiocruz; 2006. p.715-39.
23. Vasconcelos M, Grillo MJC, Soares SM. Módulo 4: práticas pedagógicas em atenção básica à saúde. Tecnologias para abordagem ao indivíduo, família e comunidade. Belo Horizonte: Editora UFMG – Nescon UFMG; 2009.
24. Sá MC, Oliveira A. Learning to live with a chronic rheumatic disease, 2014. Available: https://www.academia.edu/2984022 (acesso 2022 jun 3).
25. American College of Rheumatology (ACR). Updated December 2020 by Cheryl Crow, MOT, OTR/L, and reviewed by the American College of Rheumatology Committee on Communications and Marketing. Available: https://www.rheumatology.org/I-Am-A/Patient-Caregiver/Diseases-Conditions/Living-Well-with-Rheumatic-Disease/Managing-Your-Rheumatic-Disease (acesso 2022 jun 6).
26. Ratini M. Healthy habits for your RA, 2022. Available: https://www.webmd.com/rheumatoid-arthritis/ss/slideshow-you-and-ra (acesso 2022 jun 1).

Índice remissivo

R

S

T

U

V